新生児室・NICUで使う
薬剤ノート
改訂5版

聖マリアンナ医科大学医学部
小児科学教室新生児部門病院教授 北東　功
さいたま市立病院
新生児内科医長 三輪雅之
［編著］

MC メディカ出版

改訂5版　序

「新生児室・NICUで使う薬剤ノート」はこの版で第5版となります．2014年末に第4版が出版され，5年が経過しました．前版で執筆に協力していただいた伊東祐順医師が新生児医療から離れることとなったため，今版ではさいたま市立病院の三輪雅之医師に執筆を協力していただき，2名での編著となりました．

前版の序にも書きましたが，諸先生方の努力により新生児での承認薬が増えてきているとはいえ，未だにオーファンドラッグや，未承認薬の問題が厳然と存在しています．本薬剤ノートでの適応，投与法については，世界的に認められているもの，わが国でも経験的に使用されているものを積極的に引用しております．さらにこの5年間で抗体製剤や先天異常に対する薬剤が数多く発売されるようになったことは特筆すべきことと考えます．これらの薬剤についてもできるだけ掲載することを目標としました．

また，ジェネリック薬品が増えております．今版は一般名を見出しとする形に変更しました．今までと同じ感覚で探せなくなったとおっしゃる方もいらっしゃるかもしれません．薬剤の登場順については，前回同様に作用別に分類し，薬剤名の五十音順としています．なお，いくつかの薬剤は複数の作用を有していますが，紙面の都合上一つにまとめています．

保険適用がない使用法については，新たに適用外使用という項目を設けました．

前版より薬剤が増加しページ数が増えております．厚みが増して持ち運びにはやや不便となるかもしれませんが，日常臨床に役立てていただけますと幸いです．

2020年5月

聖マリアンナ医科大学医学部小児科学教室新生児部門病院教授
北東　功

CONTENTS

17 代謝疾患治療薬 233

18 外用薬 247

本書の記載内容には正確をきすよう努めておりますが，薬剤情報は変更される場合がありますので，新薬など初めて使用される薬，使用頻度が極端に少ない薬の使用に際しましては，必ず添付文書等を参考にされ，十分な注意を払われますようお願い申し上げます．

メディカ出版編集部

1

抗菌薬

抗生物質

アミノグリコシド系

ペニシリン系

セフェム系

マクロライド系

カルバペネム系

モノバクタム系

グリコペプチド系

抗真菌薬

抗ウイルス薬

アミカシン 硫酸塩
Amikacin Sulfate；AMK

商品名……アミカマイシン，アミカシン硫酸塩

形状と規格単位 アンプルまたはバイアル　100mg/1mL

適応………大腸菌群，緑膿菌，変形菌，セラチア，大腸菌，クレブシエラ，エンテロバクター，シトロバクターのうち本剤感性菌による感染症

用法用量…①在胎30週未満
- 日齢0～7：14mg/kg/dose，48時間毎
- 日齢8～28：12mg/kg/dose，36時間毎
- 日齢29以降：12mg/kg/dose，24時間毎

②在胎30～34週
- 日齢0～7：12mg/kg/dose，36時間毎
- 日齢8以降：12mg/kg/dose，24時間毎

③在胎35週以降
- 12mg/kg/dose，24時間毎

30～60分かけて静注
2.5～10mg/mLに希釈して投与

薬理作用…
- 細菌細胞内の蛋白合成を阻害
- 抗菌作用は殺菌的
- 48時間以上投与を継続する場合は，血中濃度をピーク値20～30μg/mL，トラフ値を10μg/mL以下（2～5μg/mLが望ましい）とする．

副作用……腎毒性，聴器毒性，AST・ALT上昇

薬剤相互作用…
- 他の腎機能障害を起こす薬剤や，聴器毒性のある薬剤との併用は，その作用が増強される．フロセミド（ラシックス®），バンコマイシン，アムホテリシンBとの併用は腎毒性，聴器毒性を増強する．
- 臭化パンクロニウム等筋弛緩剤との併用で呼吸抑制が増強される．
- βラクタム系抗菌薬との混注により両剤ともに不活

化されるとの報告があるため，別経路で投与を行うことが望ましい．

備考………
- 腎機能に注意する．糸球体濾過により70%が尿中に排泄される．
- 半減期4～8時間．投与直前値>10μg/mLで腎毒性，ピーク値>35～40μg/mLで聴器毒性を発揮する可能性がある．

観察のポイント

腎毒性，聴器毒性があり，腎機能が低下している場合に副作用が出現しやすいので，尿量のチェックを行う．ラシックス®（ループ利尿薬）と併用すると聴器毒性が強まるので，十分な注意が必要になる．
ABRによる聴力検査を行う．

ゲンタマイシン硫酸塩
Gentamicin Sulfate ; GM

商品名……ゲンタシン，ゲンタマイシン硫酸塩

形状と規格単位　アンプル　10mg/1mL

適応………緑膿菌，変形菌，セラチア，大腸菌，クレブシエラ，エンテロバクターなど大半のグラム陰性菌，ブドウ球菌のうち本剤感性菌による感染症

用法用量…①在胎30週未満，重度の仮死，動脈管開存症
- 日齢0～7：5mg/kg/dose，48時間毎
- 日齢8～28：4mg/kg/dose，36時間毎
- 日齢28以降：4mg/kg/dose，24時間毎

②在胎30～34週
- 日齢0～7：4.5mg/kg/dose，36時間毎
- 日齢8以降：4mg/kg/dose，24時間毎

③在胎35週以降
- 4mg/kg/dose，24時間毎

30～120分かけて静注
2～10mg/mLに希釈して投与

薬理作用…
- 細菌の蛋白合成を阻害する．血清蛋白との結合は弱い．
- 殺菌的に作用する．
- 48時間以上投与を継続する場合は，血中濃度をピーク値5～10μg/mL，トラフ値を2μg/mL以下とする．

副作用……腎毒性，聴器毒性，特にループ利尿薬との併用時に増強

薬剤相互作用…
- 他の腎機能障害を起こす薬剤や，聴器毒性のある薬剤との併用は，その作用が増強される．フロセミド（ラシックス®），バンコマイシン，アムホテリシンBとの併用は腎毒性，聴器毒性を増強する．
- 臭化パンクロニウムとの併用で呼吸抑制が増強され

る.
- ヘパリンナトリウムと混合すると活性が低下する.

備考………
- 最良血中濃度は投与後1時間で4～8μg/mL，投与前血中濃度2μg/mL以下となるようにする．投与前血中濃度が高値となると腎毒性が出現する．半減期は生後1週以内4.5時間，1週以後3.2時間
- 糸球体濾過により排泄される.

観察のポイント

腎毒性，聴器毒性があり，腎機能が低下している場合に副作用が出現しやすいので，尿量のチェックを行う．ラシックス®（ループ利尿薬）と併用すると聴器毒性が強まるので，十分な注意が必要になる．ABRによる聴力検査を行う.

トブラマイシン

Tobramycin；TOB

商品名……トブラシン

形状と規格単位 アンプル （小児用）10mg/1mL

適応………ゲンタマイシン耐性大腸菌，緑膿菌，変形菌，クレブシエラ，エンテロバクターのうち本剤感性菌による感染症

用法用量…①在胎30週未満
- 日齢0～7：5mg/kg/dose，48時間毎
- 日齢8～28：4mg/kg/dose，36時間毎
- 日齢29以降：4mg/kg/dose，24時間毎

②在胎30～34週
- 日齢0～7：4.5mg/kg/dose，36時間毎
- 日齢8以降：4mg/kg/dose，24時間毎

③在胎35週以降　4mg/kg/dose，24時間毎

30～60分かけて静注

薬理作用…
- 細菌の蛋白合成阻害により抗菌作用を発現する．
- 殺菌的に作用する．
- 48時間以上投与を継続する場合は，血中濃度をピーク値5～10μg/mL，トラフ値を2μg/mL以下とする．

副作用……腎毒性，聴器毒性，特にループ利尿薬との併用時に増強

薬剤相互作用…
- 他の腎機能障害を起こす薬剤や，聴器毒性のある薬剤との併用は，その作用が増強される．フロセミド（ラシックス®），バンコマイシン，アムホテリシンBとの併用は腎毒性，聴器毒性を増強する．
- 臭化パンクロニウムとの併用で呼吸抑制が増強される．
- パニペネム，スルベニシリン，チカルシリン，ピペラシリンと混合すると活性が低下する．

備考………
- 糸球体濾過により排泄される.
- ピーク値5〜12μg/mL，投与前値0.5〜1μg/mLが望ましい.
- 胆汁や髄液への移行は低い.

観察のポイント

腎毒性，聴器毒性があり，腎機能が低下している場合に副作用が出現しやすいので，尿量のチェックを行う．ラシックス®（ループ利尿薬）と併用すると聴器毒性が強まるので，十分な注意が必要になる．ABRによる聴力検査を行う.

●抗生物質（ペニシリン系）

アンピシリン ナトリウム

Ampicillin Sodium；ABPC

商品名……ビクシリン

形状と規格単位 バイアル　250mg

適応………ほとんどのグラム陽性菌および陰性菌（緑膿菌，MRSAを除く）のうち本剤感性菌による感染症

用法用量…一般的な投与量　25～50mg/kg/dose

①修正30週未満
- 日齢0～28：12時間毎
- 日齢29以降：8時間毎

②修正30～36週
- 日齢0～14：12時間毎
- 日齢15以降：8時間毎

③修正37～44週
- 日齢0～7：12時間毎
- 日齢8以降：8時間毎

④修正45週以降
- 6時間毎

投与間隔は修正週数から①～④に分類され，さらに日齢により細分化されている．

B群溶血性連鎖球菌による敗血症

①在胎35週未満
- 日齢0～7：50mg/kg/dose，12時間毎
- 日齢8以降：75mg/kg/dose，12時間毎

②在胎35週以降
- 50mg/kg/dose，8時間毎

B群溶血性連鎖球菌による髄膜炎

①日齢0～7：100mg/kg/dose，8時間毎
②日齢8以降：75mg/kg/dose，6時間毎
ゆっくり静注

薬理作用…細菌の細胞壁合成を阻害する．

副作用……AST・ALT上昇，Stevens-Johnson症候群

薬剤相互作用…特記事項なし．

備考………
- 髄膜炎，特にリステリア髄膜炎には大量投与する．大量投与により代謝性アルカローシス，痙攣，興奮状態を来すことがある．
- 90%以上が無変化で尿に出る．半減期は在胎34週未満の場合，日齢7日以下5時間，8日以降4時間．在胎34週以降の場合，日齢7日以下3.2時間，8日以降2.4時間
- Naを3mEq/g含有している．

観察のポイント

ペニシリンアレルギーを起こすことがあるので，静注後は一般症状を観察する．

タゾバクタム・ピペラシリン 水和物
Tazobactam Hydrate Piperacillin；TAZ/PIPC

商品名……ゾシン，タゾピペ

形状と規格単位 バイアル 2.25g
（ピペラシリン2g，タゾバクタム0.25g）

適応………緑膿菌，プロテウス，肺炎桿菌，セラチア，大腸菌，エンテロバクター，シトロバクター，インフルエンザ菌，ブドウ球菌，レンサ球菌，肺炎球菌，腸球菌，バクテロイデスのうち本剤感性菌による感染症

用法用量…ピペラシリンとして100mg/kg/dose
①修正30週未満
- 日齢0～28：12時間毎
- 日齢29以降：8時間毎

②修正30～36週
- 日齢0～13：12時間毎
- 日齢14以降：8時間毎

③修正37～44週
- 日齢0～7：12時間毎
- 日齢8以降：8時間毎

④修正45週以降
- 8時間毎

投与間隔は修正週数から①～④に分類され，さらに日齢により細分化されている.
ゆっくり静注

薬理作用…
- 細菌細胞壁の合成阻害による殺菌作用
- タゾバクタムがペニシリナーゼ，セファロスポリナーゼ，基質特異性拡張型β-ラクタマーゼを強く不活化

副作用……黄疸，好酸球増多，Stevens-Johnson症候群，ビタミンK欠乏

薬剤相互作用…新生児領域では特になし.

備考………
- ペニシリン系の抗生物質の中では最も優れた抗緑膿

菌作用がある．

- Naを2mEq/g含有している．

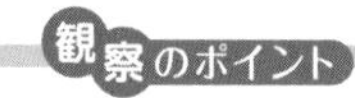

広域スペクトラムの抗生物質であるので，菌交代現象や耐性菌が出やすい．
ビタミンK阻害作用があるので，出血傾向に注意する．

ピペラシリンナトリウム
Piperacillin Sodium；PIPC

商品名……ペントシリン，ピペラシリンNa，ピペラシリンナトリウム

形状と規格単位　バイアル　1,000mg

適応………緑膿菌，プロテウス，肺炎桿菌，セラチア，大腸菌，エンテロバクター，シトロバクター，インフルエンザ菌，ブドウ球菌，レンサ球菌，肺炎球菌，腸球菌，バクテロイデスのうち本剤感性菌による感染症

用法用量…50～100mg/kg/dose

①修正30週未満
- 日齢0～28：12時間毎
- 日齢29以降：8時間毎

②修正30～36週
- 日齢0～13：12時間毎
- 日齢14以降：8時間毎

③修正37～44週
- 日齢0～7：12時間毎
- 日齢8以降：8時間毎

④修正45週以降
- 6時間毎

投与間隔は修正週数から①～④に分類され，さらに日齢により細分化されている.
ゆっくり静注

薬理作用…
- 細菌細胞壁の合成阻害による殺菌作用
- 緑膿菌が産生するペニシリナーゼに対して安定している.

副作用……黄疸，好酸球増多，Stevens-Johnson症候群，ビタミンK欠乏

薬剤相互作用…新生児領域では特になし.

備考………
- ペニシリン系の抗生物質の中では最も優れた抗緑膿

菌作用がある.
- Naを2mEq/g含有している.

観察のポイント

広域スペクトラムの抗生物質であるので，菌交代現象や耐性菌が出やすい.
ビタミンK阻害作用があるので，出血傾向に注意する.

セファゾリン ナトリウム水和物
Cefazolin Sodium Hydrate；CEZ

商品名……セファメジンα，セファゾリンナトリウム，セファゾリンNa

形状と規格単位 バイアル　250mg

適応………ブドウ球菌，レンサ球菌，肺炎球菌，大腸菌，肺炎桿菌，変形菌のうち本剤感性菌による感染症

用法用量…25mg/kg/dose
①修正29週以下
- 日齢0～28：12時間毎
- 日齢29以降：8時間毎

②修正30～36週
- 日齢0～14：12時間毎
- 日齢15以降：8時間毎

③修正37～44週
- 日齢0～7：12時間毎
- 日齢8以降：8時間毎

④修正45週以降
- 6時間毎

投与間隔は修正週数から①～④に分類され，さらに日齢により細分化されている.
ゆっくり静注（濃度は100mg/mL以下に）
筋注（濃度は330mg/mL以下に）

薬理作用…
- 細菌細胞壁の合成阻害による殺菌作用を示し，作用は殺菌的
- ペニシリン結合蛋白（PBP）に強い結合親和性がある.

副作用……クームス試験で陽性となることがある．好酸球増多．腸内細菌によるビタミンK合成を阻害

薬剤相互作用…フロセミドなどの利尿薬と併用すると，腎障害を増強する.

備考………
- 未熟児・新生児の血中半減期は2.3〜5.1時間
- 髄液への移行は不良
- Naを2.2mEq/g含有している.

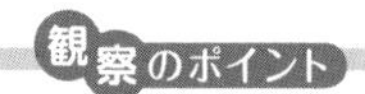

ビタミンK阻害作用があるので，出血傾向に注意する.

セフォゾプラン 塩酸塩
Cefozopran Hydrochloride；CZOP

商品名……ファーストシン

形状と規格単位 バイアル　500mg

適応………ブドウ球菌，レンサ球菌，肺炎球菌，ペプトストレプトコッカス，ブランハメラ・カタラーリス，大腸菌，シトロバクター，クレブシエラ，エンテロバクター，セラチア，プロテウス，モルガネラ，プロビデンシア，緑膿菌，インフルエンザ菌，アシネトバクター，バクテロイデス，プレボテラのうち本剤感性菌による感染症

用法用量…
- 生後24時間未満：20mg/kg/dose，1日1～2回
- 日齢1～7：20mg/kg/dose，1日2～3回
- 日齢8以降：20mg/kg/dose，1日3～4回

静注（難治性感染症には1回40mg/kgまで増量できる）

薬理作用…
- ペニシリン結合蛋白（PBP）1a，1b，2，3に強い結合親和性を示し，細菌細胞壁ペプチドグリカン生合成の強い阻害を起こす.
- 殺菌的に作用する.
- 半減期は4.2～6.7時間

副作用……腎不全，ビタミンK欠乏症，蛋白結合率が極めて高いため遊離ビリルビンを増加させる.

薬剤相互作用…フロセミドなどの利尿薬と併用すると，腎障害を増強する可能性がある.

備考………髄液移行は良好．尿が赤色や淡青色となる.

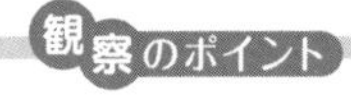

耐性菌出現に注意

セフォタキシム ナトリウム
Cefotaxime Sodium；CTX

商品名……クラフォラン，セフォタックス

形状と規格単位 バイアル　500mg

適応………レンサ球菌，肺炎球菌，ペプトコッカス，大腸菌，シトロバクター，クレブシエラ，エンテロバクター，セラチア，プロテウス，インフルエンザ菌，バクテロイデス（ブドウ球菌，緑膿菌に対する抗菌力は弱い）のうち本剤感性菌による感染症

用法用量…50mg/kg/dose，静注

敗血症

①日齢7以下：12時間毎

②日齢8以上

- 在胎32週未満：8時間毎
- 在胎32週以上：6時間毎

髄膜炎

①日齢7以下：8または12時間毎（2,000g未満の児ではより少ない量で間隔を空けることが望ましい）

②日齢8以上：6または8時間毎（2,000g未満の児ではより少ない量で間隔を空けることが望ましい）

その他の感染症

①日齢7以下：12時間毎

②日齢8～28まで

- 2,000g未満：8または12時間毎
- 2,000g以上：8時間毎

薬理作用…
- ペニシリン結合蛋白（PBP）1a，1b，2，3に強い結合親和性を示し，細菌細胞壁ペプチドグリカン生合成の強い阻害を起こす．
- 殺菌的に作用する．

副作用…… 腎不全，腸内細菌によるビタミンK産生阻害

薬剤相互作用…フロセミドなどの利尿薬と併用すると，腎障害を

増強する可能性がある．

備考………• 髄液への移行は良好．無変化で尿中に排泄される．2,000g未満の新生児の半減期4.6時間，2,000g以上では3.4時間
• Naを2.3mEq/g含有している．

観察のポイント

静脈炎を起こすことがあるので，点滴静注時には刺入血管のある皮膚の発赤を観察する．
ビタミンK欠乏症による出血に注意する．

セフタジジム 水和物

Ceftazidime Hydrate；CAZ

商品名……モダシン，セフタジジム

形状と規格単位 バイアル　500mg

適応………ブドウ球菌，レンサ球菌，肺炎球菌，ペプトコッカス，ペプトストレプトコッカス，大腸菌，シトロバクター，クレブシエラ，エンテロバクター，セラチア，プロテウス，緑膿菌，インフルエンザ菌，アシネトバクター，バクテロイデスのうち本剤感性菌による感染症

用法用量…30mg/kg/dose，静注

①修正29週以下

- 日齢0～28：12時間毎
- 日齢29以降：8時間毎

②修正30～36週

- 日齢0～14：12時間毎
- 日齢15以降：8時間毎

③修正37～44週

- 日齢0～7：12時間毎
- 日齢8以降：8時間毎

④修正45週以降

- 6時間毎

投与間隔は修正週数から①～④に分類され，さらに日齢により細分化されている．

髄膜炎　50mg/kg/dose

- 日齢0～7：8時間または12時間毎
- 日齢8～28：8時間毎

薬理作用…
- ペニシリン結合蛋白（PBP）1a，1b，2，3に強い結合親和性を示し，細菌細胞壁ペプチドグリカン生合成の強い阻害を起こす．
- 殺菌的に作用する．
- 半減期は4.2～6.7時間

●抗生物質（セフェム系）

副作用……腎不全，腸内細菌によるビタミンK合成阻害

薬剤相互作用…フロセミドなどの利尿薬と併用すると，腎障害を増強する可能性がある．

備考………
- 髄液移行は良好
- 溶解補助剤として炭酸Naが配合されているため溶解時にバイアル内が陽圧となるので，溶解液使用後，注射用蒸留水，生理食塩水，5%ブドウ糖液で希釈する．
- Naを2.2mEq/g含有している．

観察のポイント

時に静脈炎を起こすことがあるので，点滴静注の際には刺入血管のある皮膚の発赤の有無について注意する．
ビタミンK欠乏症による出血に注意する．

セフトリアキソン ナトリウム水和物

Ceftriaxone Sodium Hydrate；CTRX

商品名……ロセフィン，セフキソン，セフトリアキソンナトリウム，セフトリアキソンNa

形状と規格単位 バイアル 500mg

適応………ブドウ球菌，レンサ球菌，肺炎球菌，淋菌，ペプトコッカス，ペプトストレプトコッカス，大腸菌，シトロバクター，クレブシエラ，エンテロバクター，セラチア，プロテウス，インフルエンザ菌，バクテロイデスのうち本剤感性菌による感染症

用法用量…敗血症 50mg/kg/dose，24時間毎
髄膜炎 初回投与量：100mg/kg
2回目以降：80mg/kg/dose，24時間毎
点滴静注（1時間かけて，濃度は10～40mg/mL）

薬理作用…
- ペニシリン結合蛋白（PBP）1a，1b，2，3に強い結合親和性を示し，細菌細胞壁ペプチドグリカン生合成の強い阻害を起こす．
- 殺菌的に作用する．
- 半減期は4.2～6.7時間

禁忌………早産児・高ビリルビン血症を認める新生児

副作用……腎不全，ビタミンK欠乏症，遊離ビリルビンの増加．150～200mg/kg/日とCa製剤の同時投与によって死亡の報告あり（剖検にて肺と腎臓の血管床に結晶成分が沈着）

薬剤相互作用…フロセミドなどの利尿薬と併用すると，腎障害を増強する可能性がある．

備考………
- 髄液移行は良好．新生児には慎重に投与する．

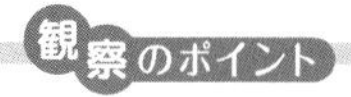

黄疸に注意し，遊離ビリルビン値が高い場合は使用しない．

エリスロマイシン エチルコハク酸エステル

Erythromycin Ethylsuccinate；EM

商品名……エリスロシン

形状と規格単位 ドライシロップ　10%（100mg/1g）
W顆粒とドライシロップW　20%（200mg/1g）いずれもエリスロマイシンエチルコハク酸エステル
バイアル（注射用）　エリスロマイシン500mg，エリスロマイシンラクトビオン酸塩

適応………ブドウ球菌，レンサ球菌，肺炎球菌，髄膜炎菌，淋菌，ジフテリア菌，クラミジア，マイコプラズマ，梅毒トレポネーマのうち本剤感性菌による感染症

適用外使用…慢性肺疾患の症状緩和
腸蠕動低下によるFeeding Intoleranceの治療

用法用量…クラミジア肺炎　12.5mg/kg/dose，6時間毎，経口
百日咳予防　12.5mg/kg/dose，6時間毎，経口
その他の感染症・予防投与　10mg/kg/dose，6時間毎，経口
重症感染症　5～10mg/kg/dose，6時間毎，1時間かけて点滴静注
新生児慢性肺疾患（CLD）の諸症状の緩和　10～15mg/kg/日，分3～4，経口．CLDが予測される生後2週頃より開始し，開始2週間後に再評価，継続・中止を検討する．酸素投与や人工換気療法が不要となる2～3カ月の投与が目安となるが，症例により長期継続投与も考慮する．
Feeding Intolerance　10mg/kg/dose，6時間毎，2日間．その後4mg/kg/dose，6時間毎，5日間，経口

薬理作用…
- 細菌の蛋白合成を阻害する．作用は静菌的
- 70S系のリボソームの50Sサブユニットと結合する．

副作用……偽膜性大腸炎，心室頻拍，QT延長，ショック，アナフィラキシー様症状，Stevens-Johnson症候群，中毒性表皮壊死融解症（TEN），急性腎不全，肝機能障害，黄疸，消化器症状，新生児・乳児では肥厚性幽門狭窄症

薬剤相互作用…
- ピモジドとの併用でQT延長や心室性不整脈を来す恐れがあるため併用禁忌
- バルプロ酸，フェロジピン，ミダゾラム，カルバマゼピン，テオフィリン，アミノフィリン，シルデナフィル，ワルファリンの薬剤の血中濃度が上昇するため，注意が必要
- 副腎皮質ホルモン剤の消失半減期が延長するとの報告があり，注意が必要
- ジゴキシンの作用増強による中毒症状の報告があり，注意が必要
- シメチジンの作用増強に伴う難聴が報告されており，注意が必要

備考………
- 血管障害作用，血管痛が強い．
- 肝で代謝され，胆汁，尿中に排泄される．半減期1.5～3時間
- 心臓に対する副作用と，特に新生児・乳児では肥厚性幽門狭窄症のリスクを高めるという問題があり，十分な注意が必要である．

観察のポイント

静注時に血管痛があるので，ゆっくり静注し，児の疼痛反応に注意する．
新生児・乳児に対し使用する場合，使用中はもとより使用終了後少なくとも1週間前後は，肥厚性幽門狭窄症の発症が懸念されることを念頭に置き，注意深い観察が必要である．

アジスロマイシン 水和物
Azithromycin Hydrate；AZM

商品名……ジスロマック

形状と規格単位 細粒　10%（100mg/1g）

適応………アジスロマイシンに感受性のブドウ球菌属，レンサ球菌属，肺炎球菌，モラクセラ（ブランハメラ）・カタラーリス，インフルエンザ菌，ペプトストレプトコッカス属，クラミジア属（錠のみ），肺炎クラミジア（クラミジア・ニューモニエ）（小児用），マイコプラズマ属のうち本剤感性菌による感染症

用法用量…百日咳治療・予防　10mg/kg/dose，24時間毎，経口，5日間
クラミジア眼炎　20mg/kg/dose，24時間毎，経口，3日間

薬理作用…細菌の70Sリボソームの50Sサブユニットと結合し，蛋白合成を阻害することにより抗菌作用を示す．

副作用……嘔吐，下痢，腹部膨満，肥厚性幽門狭窄症，易刺激性，発疹，心室頻拍，QT延長，ショック，アナフィラキシー様症状，Stevens-Johnson症候群，中毒性表皮壊死融解症（TEN），急性腎不全，肝機能障害，黄疸．過量投与により聴力障害

薬剤相互作用…
- ワルファリン，シクロスポリンの血中濃度が上昇するため注意が必要
- ジゴキシンの作用増強による中毒症状の報告があり，注意が必要

備考………
- 1カ月未満の児の百日咳曝露後の予防投与にはアジスロマイシンが好ましい．発端者の咳嗽出現後21日以内に投与する．
- 心臓に対する副作用と，特に新生児・乳児では肥厚性幽門狭窄症のリスクを高めるという問題があり，十分な注意が必要である．

観察のポイント

新生児・乳児に対し使用する場合，使用中はもとより使用終了後少なくとも1週間前後は，肥厚性幽門狭窄症の発症が懸念されることを念頭に置き，注意深い観察が必要である．

メロペネム 水和物
Meropenem Hydrate；MEPM

商品名……メロペン，メロペネム

形状と規格単位 バイアル　250mg

適応………ブドウ球菌，レンサ球菌，肺炎球菌，腸球菌，髄膜炎菌，モラクセラ（ブランハメラ）・カタラーリス，大腸菌，シトロバクター，クレブシエラ，エンテロバクター，セラチア，プロテウス，プロビデンシア，インフルエンザ菌，シュードモナス，緑膿菌，バークホルデリア・セパシア，バクテロイデス，プレボテラのうち本剤感性菌による感染症

用法用量…敗血症，腹腔内感染症

①在胎32週未満
- 日齢0～14：20mg/kg/dose，12時間毎
- 日齢15以降：20mg/kg/dose，8時間毎

②在胎32週以降
- 日齢0～14：20mg/kg/dose，8時間毎
- 日齢15以降：30mg/kg/dose，8時間毎

髄膜炎　40mg/kg/dose

①在胎32週未満
- 日齢0～14：12時間毎
- 日齢14以降：8時間毎

②在胎32週以降
- 8時間毎

30分以上かけ静注

薬理作用…ペニシリン結合蛋白（PBP）に高い親和性を示し，細菌の細胞壁合成（細胞壁ペプチドグリカンの架橋形成）を阻害する．

副作用……AST上昇，ALT上昇，汎血球減少，BUN・Cr上昇，痙攣，TEN，ビタミンK欠乏

薬剤相互作用…●バルプロ酸Naの血中濃度を低下させる．

• アミノ酸製剤との配合は効果を低下させる.

備考………Naを3.92mEq/g含有している.

観察のポイント

副作用として痙攣を起こすことがあるので，点滴静注後に注意が必要である.
頭蓋内病変を有する場合には特に注意が必要である.

アズトレオナム
Aztreonam；AZT

商品名……アザクタム

形状と規格単位 バイアル　500mg

適応………淋菌，髄膜炎菌，大腸菌，シトロバクター，クレブシエラ，エンテロバクター，セラチア，プロテウス，緑膿菌，インフルエンザ菌のうち本剤感受性菌による感染症

用法用量…30mg/kg/dose
①修正30週未満
- 日齢0～28：12時間毎
- 日齢29以降：8時間毎

②修正30週～36週
- 日齢0～14：12時間毎
- 日齢15以降：8時間毎

③修正37週
- 日齢0～7：12時間毎
- 日齢8以降：8時間毎

④修正45週以降：6時間毎
投与間隔は修正週数から①～④に分類され，さらに日齢により細分化されている．
30分以上かけて静注（濃度は20mg/mL）

薬理作用…ペニシリン結合蛋白のうちの特にPBP3に高い結合親和性を持ち，細胞壁を特異的に合成阻害する．グラム陰性菌の外膜の透過性も良好．各種細菌が産生するβ-ラクタマーゼに安定

副作用……腎機能障害，中毒性表皮壊死融解症（TEN），低血糖

薬剤相互作用…バルプロ酸Naの血中濃度を低下させる．

備考………グラム陽性球菌には抗菌作用を示さない．

観察のポイント

ショックを起こすことがあるので，静注に際して皮膚色の変化，心拍数の増加などに注意する．
腎機能障害の発現にも留意する．
血管痛があるので，児が痛がらないことを確かめながら静注する．
投与後1時間で血糖をモニターする．

テイコプラニン

Teicoplanin；TEIC

商品名……タゴシッド，テイコプラニン

形状と規格単位 バイアル　200mg

適応………本剤に感受性のメチシリン耐性黄色ブドウ球菌(MRSA)

用法用量…初回：16mg/kg
2回目以降：8mg/kg，24時間毎
30分かけて投与
生理食塩水・注射用水5mLで泡立たないように溶解したのち必要量を採取し，さらに生理食塩水で希釈して調製する．

薬理作用…細菌細胞壁のペプチドグリカン合成阻害であり，殺菌的に作用する．

副作用……ショック，アナフィラキシー様症状，聴神経障害，急性腎不全，肝機能障害，黄疸，白血球減少，血小板減少，中毒性表皮壊死融解症（TEN）

薬剤相互作用…
- ループ利尿薬の投与によって腎障害，聴力毒性が増強する恐れがあるため，併用は避けることが望ましい．
- アミノグリコシド系，ペプチド系抗生物質，アムホテリシンB，シクロスポリン，シスプラチンなど腎障害，聴覚障害を残す可能性がある薬剤との併用は，同障害を増強する恐れがあるため併用は避けることが望ましい．
- セフォチアムと混合すると本剤の薬効が低下するため，別々に投与すること
- アムホテリシンB，ガベキサートメシル酸塩，（乾燥）ポリエチレングリコール処理人免疫グロブリンと配合すると，白濁，沈殿を来すため混注はしないこと

備考………
- 耐性菌の発現を防ぐため，原則として感受性を確認

し，疾病の治療上必要な最小限の期間の投与にとどめること

- 初期負荷用量（新生児では16mg/kg）投与終了後の次回投与開始前のトラフ値およびその後1週間間隔でトラフ値の血中濃度をモニタリングし，投与量を調整すること．トラフ値は5～10μg/mL，敗血症など重症感染症では10μg/mL以上を保つこと．成人では，トラフレベルが20μg/mL以上で一過性の肝機能異常が，60μg/mL以上で腎障害，聴覚障害のリスクが高くなる．

観察のポイント

尿量減少に注意．定期的採血を行い，肝障害などの評価を行う．

バンコマイシン 塩酸塩
Vancomycin Hydrochloride：VCM

商品名……バンコマイシン塩酸塩

形状と規格単位 バイアル　500mg

適応………MRSA（有効率90%），メチシリン耐性表皮ブドウ球菌による敗血症，感染性心内膜炎，骨髄炎，関節炎，熱傷，手術創等の二次感染，肺炎，肺化膿症，膿胸，腹膜炎，髄膜炎

用法用量…10～15mg/kg/dose
①修正30週未満
- 日齢0～14：18時間毎
- 日齢15以降：12時間毎

②修正30～36週
- 日齢0～14：12時間毎
- 日齢15以降：8時間毎

③修正37～44週
- 日齢0～7：12時間毎
- 日齢8以降：8時間毎

④修正45週以降
- 6時間毎

投与間隔は修正週数から①～④に分類され，さらに日齢により細分化されている．
60分かけて静注（濃度5～10mg/mL），1分あたり10mgを超えない．

薬理作用…細菌細胞壁合成阻害，および細菌の細胞膜透過性とRNA合成に変化を与える．

副作用……副作用は11.2%に発現，主として皮疹である．そのほか腎毒性，聴神経障害，Stevens-Johnson症候群，redneck（red man）症候群．また，急速に投与すると血圧低下

薬剤相互作用…腎毒性はさほど強くないが，他のアミノグリコシ

ド，ポリペプチド系抗生物質（コリスチン），アムホテリシンB，シスプラチンと併用すると増強される．

備考………
- 腎より排泄される．副作用の予防のため，投与4回目の直前に血中濃度（トラフ値）を測定する．トラフ値は10μg/mL前後（7〜15mg/mL）．半減期3〜4時間
- グラム陰性桿菌には抗菌力がない．
- ブドウ球菌性腸炎には非経口投与では無効である．
- 結晶による尿細管閉塞が起きる．

観察のポイント

高濃度に溶解して静注すると静脈炎を起こすことがあるので，刺入静脈周辺の皮膚の発赤に注意する．

アムホテリシンB

Amphotericin B；AMPH-B

商品名……ファンギゾン，ハリゾン（シロップのみ）

形状と規格単位
バイアル　50mg
シロップ　100mg/1mL

適応………アスペルギルス，カンジダ，ムコール，クリプトコッカスなどによる深在性真菌症

用法用量…0.5～1.5mg/kg/dose，1日1回（最大1.5mg/kg/日まで）
2～6時間かけて静注（濃度0.1mg/mL以下）
5%ブドウ糖液で溶解
血清クレアチニンが開始前より0.4mg/dL以上上昇した際には，投与間隔を2～5日毎に変更すること

薬理作用…真菌の膜成分のエルゴステロールに結合して膜障害を起こし，細胞膜の透過性障害を来す．

副作用……重篤な腎障害，蛋白尿，肝障害，嘔吐，発熱，白血球減少，低カリウム血症，痙攣，血圧低下，静脈炎，不整脈

薬剤相互作用…
- 顆粒球輸血と併用すると急性の肺機能障害が起きることがある．
- ガンシクロビルとの併用で腎毒性が増強する．

備考………
- 腸管からの吸収は悪い．腎から排泄される．
- アミノ配糖体との併用時は腎機能障害が起きやすい．
- 半減期約26時間
- 体液・髄液の移行不良．髄腔内，胸腔内投与が必要な場合がある．
- 投与回路をアルミ箔で覆い光を遮る．
- 血中K，Mg，BUN，Crをモニターし，BUN>40mg/dL，Cr>3mg/dLの場合は中止する．
- 投与前の輸液による水分補給や，利尿剤を避けることで腎血流が維持できるため，腎障害のリスクが軽

減できる.

観察のポイント

発熱，嘔吐などの副作用が強く出ることがある．また，不整脈，痙攣も観察する.
投与時，児の疼痛反応および刺入静脈周囲の皮膚の発赤に注意する.

●抗真菌薬（ポリエン系）

アムホテリシンBリポソーム

Amphotericin B；L-AMB

商品名……アムビゾーム

形状と規格単位 バイアル　50mg

適応………アスペルギルス，カンジダ，クリプトコッカス，ムコール，アブシジア，リゾプス，リゾムコール，クラドスポリウム，クラドヒアロホーラ，ホンセカエア，ヒアロホーラ，エクソフィアラ，コクシジオイデス，ヒストプラズマおよびブラストミセスによる真菌血症，呼吸器真菌症，真菌髄膜炎，播種性真菌症

用法用量…2.5～7mg/kg/dose，24時間毎
2時間かけて投与（濃度は1～2mg/mL）

薬理作用…真菌の細胞膜成分であるエルゴステロールと結合することにより，真菌細胞膜の透過性を高め細胞質成分を漏出させ，真菌を死滅させる．

副作用……
- 肝機能障害，腎機能障害，中毒性表皮壊死融解症（TEN），Stevens-Johnson症候群，血圧低下，低カリウム血症など
- 腎機能障害はミカファンギンより少ない．

薬剤相互作用…
- アミノグリコシド系，バンコマイシンなどで腎機能悪化
- ヒドロコルチゾン等で低カリウム血症を増悪

備考………
- 粒子径がフィルターより大きく目詰まりする可能性がある（フィルター径1ミクロン以上が望ましい）．
- 中枢神経，尿路，眼への移行は，脂肪化されていない製剤の方が効果的であるとされている．

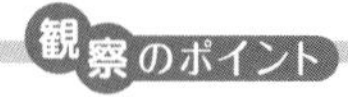

低カリウム血症等の増悪があるので，血清Kをモニターする．

フルコナゾール

Fluconazole；FLCZ

商品名……ジフルカン，フルコナゾール

形状と規格単位 バイアル 50mg/50mL

適応………カンジダ，クリプトコッカスによる深在性真菌症

適用外使用…超低出生体重児の侵襲性カンジダ感染症予防

用法用量…侵襲性カンジダ 12mg/kg/dose（重症例では増量可）

①在胎30週未満

- 日齢14まで：48時間毎
- 日齢15以降：24時間毎

②在胎30週以降

- 日齢7まで：48時間毎
- 日齢8以降：24時間毎

皮膚粘膜真菌症 3mg/kg/dose，24時間毎

侵襲性カンジダ感染症予防 3～6mg/kg/dose 週2回投与，6週間

静注（1～2時間かけて），（濃度2mg/mL）

薬理作用…真菌の膜成分のエルゴステロール生合成抑制により抗真菌作用を発現する．真菌の酵母型発育相，菌糸型発育相のいずれにも発育抑制を示す．

禁忌………シサプリドを投与されている児．致死性不整脈を来す報告がある．

副作用……無顆粒球症，肝機能障害，発熱，発疹，嘔吐，下痢，不整脈

薬剤相互作用…フェニトインとの併用で同薬の血中濃度が上昇

備考………髄液移行は良好

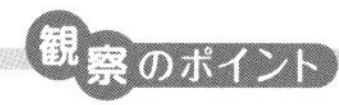

投与中は副作用の出現に注意する．

ホスフルコナゾール

Fosfluconazole ; F-FLCZ

商品名……プロジフ

形状と規格単位 バイアル　ホスフルコナゾールとして126.1mg/1.25mL（フルコナゾールとして100mg/1.25mL）

適応………カンジダ，クリプトコッカスによる深在性真菌症

用法用量…以下，フルコナゾール量での換算

侵襲性カンジダ　12mg/kg/dose（重症例では増量可）

①在胎30週未満

- 日齢14まで：48時間毎
- 日齢15以降：24時間毎

②在胎30週以降

- 日齢7まで：48時間毎
- 日齢8以降：24時間毎

皮膚粘膜真菌症　3mg/kg/dose，24時間毎

侵襲性カンジダ感染症予防　3〜6mg/kg/dose 週2回投与，6週間

静注（1〜2時間かけて），（濃度2mg/mL）

薬理作用…静注され体内に入るとアルカリフォスファターゼにより加水分解され，フルコナゾールに変換される．フルコナゾールは真菌の膜成分のエルゴステロール生合成抑制により抗真菌作用を発現する．真菌の酵母型発育相，菌糸型発育相のいずれにも発育抑制を示す．

禁忌………シサプリドを投与されている児．致死性不整脈を来す報告がある．

副作用……無顆粒球症，肝機能障害，発熱，発疹，嘔吐，下痢，不整脈

薬剤相互作用…フェニトインと併用するとその血中濃度を上昇させる．フェニトインの肝臓における主な代謝酵素であるチトクロームP-450を阻害する．

備考………• 髄液移行は良好

- フルコナゾールより液量が少ないことが特徴である.

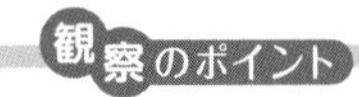

投与中は副作用の出現に注意する.

ボリコナゾール

Voriconazole；VRCZ

商品名……ブイフェンド

形状と規格単位 バイアル　200mg

適応………侵襲性アスペルギルス症，肺アスペルギローマ，慢性壊死性肺アスペルギルス症，カンジダ血症，カンジダ腹膜炎，気管支・肺カンジダ症，クリプトコックス髄膜炎，肺クリプトコックス症，フサリウム症，スケドスポリウム症

用法用量…初日：4～6mg/kg，12時間毎
2日目以降：2～3mg/kg，12時間毎
3mg/kg/時を超えない速度で点滴静注
〔参考〕2歳以上の小児投与量　初日：9mg/kg，12時間毎．2日目以降：8mg/kg，12時間毎
希釈法：本剤を19mLの注射用水に溶解したものを，さらに生理食塩水を用いて希釈して投与する（溶液濃度は0.5～5mg/mL）．

薬理作用…膜成分のエルゴステロール生合成を阻害することにより抗真菌作用を示す．また，ボリコナゾールのエルゴステロール生合成阻害作用は真菌に選択的で，ラット肝細胞でのステロール生合成に対する影響は少ない．

禁忌………重度の腎障害がある場合は原則禁忌

副作用……視覚障害，肝機能異常，嘔吐，腎障害，皮疹，アナフィラキシー様症状，中毒性表皮壊死融解症（TEN），不整脈，光過敏性反応

薬剤相互作用…
- リファンピシン，カルバマゼピン，フェノバルビタールとの併用禁忌
- フェニトイン，シクロスポリン，タクロリムス，ジアゼパム，フェンタニルとの併用で同剤の血中濃度が上昇するため注意
- ワルファリンとの併用でワルファリンの作用が増強

するため注意
- 電解質異常を生じさせる可能性のある血液製剤を同時に投与しないこと

備考………
- 侵襲性アスペルギルス症以外では，フルコナゾールの投与で十分である．侵襲性アスペルギルス症においても第二または第三選択薬とすべきである．
- 小児・新生児では投与量と血中濃度が相関しない．血中濃度をモニターしながらの投与が望ましい（成人では肝障害が発生した症例のトラフ値は全例で4.5μg/mL以上であった）．
- 新生児での臨床試験は存在しない．成人での報告で髄液移行性は高いとされている．
- 電解質異常で不整脈を発現しやすい患者に投与する際は，投与前に電解質異常を補正すること

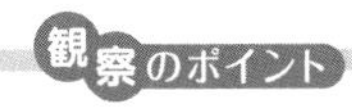

肝機能検査を定期的に行う．尿量の評価を行うこと

ミコナゾール
Miconazole；MCZ

商品名……フロリードF

形状と規格単位　アンプル　200mg/20mL

適応………カンジダ，クリプトコッカスおよびアスペルギルスによる深在性真菌症

用法用量…1,000g未満の早産児：10mg/kg/dose，24時間毎
1,000g以上の早産児，成熟児：7～10mg/kg/dose，24時間毎
髄膜炎　10～15mg/kg/dose，24時間毎
生理食塩水または5%ブドウ糖液で1mg/mL以下に希釈し，2時間以上かけて静注

薬理作用…
- 低濃度では主に細胞膜，細胞壁に作用し膜透過性の変化を起こす．高濃度では細胞の壊死的変化をもたらす．
- 殺菌的に作用する．

副作用……発熱，発疹，骨髄抑制，嘔吐，肝機能障害，低ナトリウム血症，高脂血症，静脈炎，痙攣，まれにショック

薬剤相互作用…
- ワルファリン，ピモジド，キニジン，トリアゾラム，シンバスタチン，アゼルニジピン，酒石酸エルゴタミン，メシル酸ジヒドロエルゴタミンとの併用禁忌
- フェニトイン，カルバマゼピンとの併用でこれらの薬剤の作用を増強させることがある．
- シクロスポリンとの併用で同薬の血中濃度が増加することがある．

備考………
- 各組織への移行は良好だが髄液移行は不良
- 血漿蛋白結合率約98%．アムホテリシンBと拮抗する．アムホテリシンBよりは副作用が少ないが，効果はやや劣る．
- ポリ塩化ビニル製の輸液セットは避ける．

- 添加されているヒマシ油によってトリグリセライド，総コレステロール値が上昇することがある．

観察のポイント

投与中は嘔吐などの副作用に注意する．
刺入静脈周辺の発赤の有無を観察する．

●抗真菌薬（キャンディン系）

カスポファンギン 酢酸塩

Caspofungin Acetate；CPFG

商品名……カンサイダス

形状と規格単位 バイアル 50mg

適応………カンジダ，アスペルギルスによる深在性真菌症

用法用量…25mg/m^2/dose，24時間毎
生理食塩水または蒸留水10.5mLで溶解させ，さらに生理食塩水または乳酸リンゲル液で0.5mg/mL以下に希釈し，1時間以上かけて静注

薬理作用…真菌細胞壁の主要構成成分である1,3-β-D-グルカンの生合成を阻害し，アスペルギルスに対しては静菌的に，カンジダに対しては殺菌的に作用する．

副作用……悪寒，発熱，下痢，嘔吐，肝機能障害，低カリウム血症，高カルシウム血症，静脈炎，胆汁うっ滞，末梢性浮腫，Stevens-Johnson症候群，中毒性表皮壊死融解症（TEN），アナフィラキシー

薬剤相互作用…
- シクロスポリン，リファンピシンと併用すると本剤のAUCが増加する．
- シクロスポリンとの併用で一過性の肝障害を生じる．
- タクロリムスと併用するとタクロリムスの血中濃度が減少する．
- エファビレンツ，ネビラピン，フェニトイン，デキサメサゾン，カルバマゼピンとの併用で本剤の血中濃度が減少する．

備考………ブドウ糖を含む希釈液中では不安定となる．

観察のポイント

投与中は刺入静脈周辺の発赤の有無を観察する．
投与中は定期的に血清K，Caや肝機能の評価を行う．

ミカファンギンナトリウム

Micafungin Sodium；MCFG

商品名……ファンガード

形状と規格単位 バイアル　25mg

適応………アスペルギルス，カンジダによる深在性真菌症

用法用量…4mg/kg/dose，24時間毎
1時間かけて静注（濃度1mg/mL）

薬理作用…真菌の細胞壁形成に必須の多糖成分である1,3-β-D-グルカンの生合成を阻害する．

副作用……肝機能障害，腎機能障害，中毒性表皮壊死融解症（TEN），Stevens-Johnson症候群，ショック，血圧低下，溶血性貧血など

薬剤相互作用…配合直後に力価低下が生じる主な薬剤は
アンピシリン，スルファメトキサゾール・トリメトプリム，アシクロビル，ガンシクロビル，アセタゾラミド

備考………
- 溶解時，泡立ちやすく，泡が消えにくいので強く振り混ぜないこと
- 投与時，光により徐々に分解するので直射日光を避けて使用すること．また，調製後，点滴終了までに6時間を超える場合には点滴容器を遮光すること（点滴チューブを遮光する必要はない）

観察のポイント

ショックや血圧低下等を認めることがあるので，投与後注意が必要である．

●抗真菌薬（フルオロピリミジン系）

フルシトシン

Flucytosine；5-FC

商品名……アンコチル

形状と規格単位　錠剤　500mg

適応………アスペルギルス，カンジダ，ムコール，クリプトコッカスなどによる深在性真菌症

用法用量…12.5～37.5mg/kg/dose，6時間毎，経口

薬理作用…真菌細胞内に選択的に取り込まれ，脱アミノ化されてフルオロウラシルとなり，核酸合成系を阻害して抗真菌作用を発現

副作用……腎毒性，骨髄抑制，嘔吐，下痢，肝機能障害

薬剤相互作用…アンホテリシンBとの併用により本剤の腎排泄が減少し，毒性が増加する可能性がある．

備考………
- 血中濃度をモニターし，50～80μg/mL以下に保つ．半減期約13時間
- 腸管からの吸収は良好．各組織，体液，髄液（髄液／血中比75%）への移行性もよい．
- 耐性を来しやすい．

観察のポイント

嘔吐や下痢が起きないか，発疹の出現などに注意を払う．

アシクロビル

Acyclovir；ACV

商品名……ゾビラックス，アクチオス，アシクロビル，ビクロックス，ナタジール

形状と規格単位 バイアル 250mg
顆粒 40%
シロップ 8%

適応………新生児ヘルペス症，水痘

用法用量…静注
新生児ヘルペス症
①在胎30週未満：20mg/kg/dose，8～12時間毎
②在胎30週以上：20mg/kg/dose，8時間毎
全身型・中枢神経型：3週間
表在型：2週間
水痘 10～15mg/kg/dose，8時間毎，5～10日間
1時間以上かけて静注
顆粒
軽症の表在型：30mg/kg/日，分4，経口（2週間）
全身型の神経予後改善のため：900mg/m^2/日，分3，経口（点滴治療終了後6カ月間）

薬理作用…ヘルペスウイルス感染細胞の中に入るとウイルス誘導によるチミジンキナーゼによりリン酸化され，その後細胞性キナーゼにより活性型のアシクロビル三リン酸になる．アシクロビル三リン酸はウイルスDNAポリメラーゼを阻害し，また基質として作用して，ウイルスDNA合成を阻害する．正常細胞内ではほとんどリン酸化を受けないので，細胞毒性はきわめて低い．

副作用……結晶により尿細管閉塞が起きる．下痢，高トリグリセライド血症，肝機能障害，白血球減少，血小板減少

薬剤相互作用…テオフィリンと併用するとその代謝を阻害して血中濃度が上昇し，中毒症状を増強する．

備考………●難溶性なので，1バイアルを500mLの5%ブドウ糖

液に溶解(7mg/mL以下に希釈する)して使用する.局所には眼軟膏を併用する.

- 無変化で尿細管から排泄される.半減期2〜5時間.腎障害時には量を調節する.

観察のポイント

静注時に血管痛があるので,児の疼痛反応に注意する.また血管を傷めることがあり,血管外に漏出することがあるので,十分な観察が必要となる.
一般に新生児ヘルペス全身型の予後はいまだ良好とは言い難く,早期発見,早期治療が何にもまして重要である.

オセルタミビル リン酸塩
Oseltamivir Phosphate

商品名……タミフル，オセルタミビル

形状と規格単位 ドライシロップ 30mg/1g

適応………A型またはB型インフルエンザウイルス感染症

適用外使用…同感染症の予防

用法用量…治療

- 修正38週未満：1mg/kg/dose，1日2回，5日間
- 修正38週以上40週未満：1.5mg/kg/dose，1日2回，5日間
- 修正40週以上：3mg/kg/dose，1日2回，5日間

症状が重症である場合には治療期間の延長も必要と思われる（保険適用は5日まで）.

予防 4mg/kg/日，分2，10日間

薬理作用…活性体がヒトA型およびB型インフルエンザウイルスのノイラミニダーゼを選択的に阻害し，細胞内で新しく形成されたウイルスが遊離できなくなることで，ウイルスの増殖を抑制する.

副作用……ショック，アナフィラキシー，嘔気・嘔吐，皮疹，一過性の肝機能異常

薬剤相互作用…ワルファリンとの併用でPTの延長を認めたという報告があるため，注意すること

備考………発症48時間以内に投与開始すること

観察のポイント

年長児では異常行動を来すことがある．新生児ではそのような報告はないが，神経症状の有無を観察すること

ガンシクロビル

Ganciclovir；GCV

商品名……デノシン

形状と規格単位 バイアル　500mg

適用外使用…先天性サイトメガロウイルス感染症
新生児サイトメガロウイルス感染症

用法用量…6mg/kg/dose，12時間毎
1時間以上かけて静注，6週間投与

薬理作用…サイトメガロウイルス感染細胞内で，感染細胞由来デオキシグアノシンキナーゼによりリン酸化され，活性型の三リン酸化体になる．活性型はウイルスDNAポリメラーゼの基質であるデオキシグアノシン三リン酸と競合的に拮抗，DNAポリメラーゼを阻害し，感染細胞内ウイルス複製を阻害する．

禁忌………好中球数が500/μL未満，Hb 8g/dL未満，血小板数25,000/μL未満の場合は投与禁忌

副作用……生殖器毒性，骨髄抑制，催奇形性，発がん性

薬剤相互作用…
- イミペネム・シラスタチンナトリウムと併用すると痙攣を起こすことがある．
- アムホテリシンBと併用すると骨髄抑制などの副作用が増強される．

備考………
- 難溶性なので，1バイアルを500mLの5%ブドウ糖液に溶解（最高濃度10mg/mL）して使用する．
- 投与することの利益が不利益を十分上回ると判断していること，保護者の同意を得ることなど，十分な検討が必要である．

観察のポイント

血管痛があり，静脈炎となることがあるので，刺入静脈周囲の皮膚の発赤に注意する．
投与中は骨髄抑制を念頭に血液学的検査を十分に（はじめの3週間は2〜3日毎，それ以降は週1回）行い，認められた場合には減量ないし休薬を検討する．

ジドブジン
Zidovudine；ZDV・AZT

商品名……レトロビルシロップ，レトロビル静注用
※未発売，備考参照

形状と規格単位 バイアル　200mg/20mL

適応………HIVの母子感染予防

用法用量…生後6～12時間以内に開始し，6週間継続する．
①在胎30週未満
- レトロビルシロップ:2mg/kg/dose，12時間毎．4週間経過後は3mg/kg/dose，12時間毎
- 内服が不可能な場合
レトロビル静注用:1.5mg/kg/dose，12時間毎．4週間経過後は2.3mg/kg/dose，12時間毎

②在胎30週以降35週未満
- レトロビルシロップ:2mg/kg/dose，12時間毎．2週間経過後は3mg/kg/dose，12時間毎
- 内服が不可能な場合
レトロビル静注用:1.5mg/kg/dose，12時間毎．2週間経過後は2.3mg/kg/dose，12時間毎

③在胎35週以降
- レトロビルシロップ：4mg/kg/dose，12時間毎
- 内服が不可能な場合
レトロビル静注用：3mg/kg/doseを12時間毎に経静脈投与する．

薬理作用…HIV感染細胞内でリン酸化され，活性型の三リン酸化体となり，HIV逆転写酵素を競合的に阻害する．またデオキシチミジン三リン酸の代りにウイルスDNA中に取り込まれて，DNA鎖伸長を停止することによりウイルスの増殖を阻害する．

副作用……貧血，好中球減少症，血小板減少，肝機能障害，腎不

全

薬剤相互作用…フルコナゾール併用で本剤の最高血中濃度が上昇する.

備考………レトロビルシロップ・静注用は，日本では未発売であり，エイズ治療薬研究班より入手可能である.

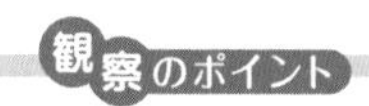

副作用で貧血を認めることがあり，投与前に貧血の有無を確認しておくこと

バルガンシクロビル 塩酸塩
Valganciclovir Hydrochloride；VGCV

商品名……バリキサ

形状と規格単位 ドライシロップ　5,000mg/瓶

適用外使用…サイトメガロウイルス感染症
先天性サイトメガロウイルス感染症

用法用量…16mg/kg/dose，12時間毎，最低6週間
（使用時はバイアルを精製水91mLで溶解し100mLの溶液とする．50mg/mL）

薬理作用…ガンシクロビルのL-バリンエステルであり，経口投与後，主に腸管壁および肝臓で速やかに加水分解されガンシクロビルとして作用する．

副作用……生殖器毒性，骨髄抑制

薬剤相互作用…p.50ガンシクロビルの項を参照

備考………
- 消化管機能障害を有する場合には吸収が低下するため，本剤の使用の適否を検討する．
- 腎障害を有する場合には半減期が延長するので，投与量を減量する必要がある．
- 好中球減少については500/μLを下回る場合は一度中止し，750/μLを上回った場合に半量で再開，再び500/μLを下回るようなら投与を中止する．
- 溶液は冷蔵保存，調製後49日以内に使用すること
- 皮膚や粘膜に直接触れないようにすること．もし触れた場合には石けんと水で十分に洗浄すること

観察のポイント

投与中は骨髄抑制を念頭に血液学的検査を十分に（はじめの3週間は2～3日毎，それ以降は週1回）行い，認められた場合には減量ないし休薬を検討する．

ホスカルネット ナトリウム水和物
Foscarnet Sodium Hydrate

商品名……ホスカビル

形状と規格単位 バイアル　24mg/1mL

適用外使用…先天性サイトメガロウイルス感染症
新生児サイトメガロウイルス感染症

用法用量…導入：60mg/kg/dose，8時間毎，2～3週間
維持：90mg/kg/dose，24時間毎，2～3週間
1時間以上かけて静注，6週間投与

薬理作用…DNAポリメラーゼのピロリン酸結合部位に直接作用して活性を抑制し，サイトメガロウイルスおよびヒトヘルペスウイルス6の増殖を抑制する．

副作用……貧血，腎障害，低カリウム血症，低カルシウム血症，低マグネシウム血症，発熱

薬剤相互作用…
- ベナンバックスとの併用禁忌（低カルシウム血症により死亡した症例の報告あり）
- ループ利尿薬の併用により低カルシウム血症が起こることがある．
- 腎毒性を有する薬剤と併用することで腎障害を増強することがある．

備考………
- ガンシクロビルないしバルガンシクロビルに耐性を有する，または副作用のため，これらの薬剤が使用できないサイトメガロウイルス感染症に使用する．
- 投与することの利益が不利益を十分上回ると判断していること，保護者の同意を得ることなど，十分な検討が必要である．

観察のポイント

電解質異常を来すため，定期的な電解質の評価を行うこと
腎障害を来すことがあるため，尿量には注意する．

2
循環器用薬

カテコラミン系
循環改善薬
血管拡張薬
動脈管閉鎖薬
抗心不全薬
抗不整脈薬
抗コリン薬
降圧薬

●カテコラミン系

アドレナリン
Adrenaline

商品名……ボスミン

形状と規格単位 アンプル　1mg/1mL

適応………著明な徐脈を伴う新生児仮死，その他の心停止，心原性ショック，ドパミンやドブトレックス®で維持できない循環不全など

用法用量…
- 新生児心肺蘇生法に用いる場合，コンセンサス2010に基づく「NCPRガイドライン2010」では1：10,000（0.1mg/mL）の希釈濃度（すなわち10倍希釈）で臍静脈ないし末梢静脈から0.1〜0.3mL/kg（0.01〜0.03mg/kg）を静注．または気管内チューブから0.5〜1.0mL/kg（0.05〜0.1mg/kg）を投与する．
- なおアドレナリン濃度はいずれの投与経路であれ1：10,000（0.1mg/mL）すなわち10倍希釈が推奨されている．

薬理作用…
- 交感神経に作用し，心臓の洞房結節の刺激発生ペースを早め，心拍数を増加させ，心筋収縮力を強めて心拍出量を増大する．
- 血管に対してはα受容体を刺激して末梢動脈を収縮させるとともに，β受容体刺激作用もあるので，冠動脈を拡張させる．その結果血圧は上昇する．

副作用……頻脈，不整脈，心停止，腎血流減少

薬剤相互作用…
- ハロゲン含有吸入麻酔薬により，心筋のエピネフリン受容体の感受性を亢進し，頻脈，心室細動の危険が増大する．
- イソプレナリンなどのカテコラミン製剤，アドレナリン作動薬のβ刺激作用による交感神経興奮作用が増強し，不整脈や場合により心停止を起こすことがある．

備考………緊急の場合は心腔内投与も行わざるを得ないこともあるが，心タンポナーデなどには十分注意する．

観察のポイント

主として蘇生のために使用するので，投与直後の心拍数・血圧を連続して測定し，パルスオキシメーターを装着して酸素化を監視する．
皮膚色そのものも，チアノーゼ，蒼白，紅潮などを観察する．
蘇生の場面は混乱しやすいので，蘇生のための薬剤を詰めた注射器には薬剤名を油性ペンで記入しておくことも大切である．

l-イソプレナリン 塩酸塩

l-Isoprenaline Hydrochloride

商品名……プロタノールL

形状と規格単位 アンプル 0.2mg/1mL，1mg/5mL

適応………末梢循環障害，術後の低心拍出量症候群，気管支攣縮

用法用量…0.05〜2.0μg/kg/分の範囲で少量から開始し，効果があるまで漸増，持続静注
(20mL中に0.3mL×体重を溶解して1mL/時で点滴すると0.05μg/kg/分となる)

薬理作用…
- 交感神経β受容体のみに作用する.
- 心収縮力増強作用と，刺激伝導系を刺激して心拍数を増加させる．末梢血管抵抗を減ずる．肺血管抵抗軽度低下，末梢血管軽度拡張
- 気管支平滑筋を弛緩させ，気管支を拡張させる.

副作用……頻脈，不整脈が多い.

薬剤相互作用…
- カテコラミン製剤との併用は禁忌
- サルブタモールなどのβ刺激薬と併用すると不整脈，場合によっては心停止を起こすことがある.
- キサンチン誘導体（テオフィリン）と併用すると低カリウム血症，頻脈などが増強される.

備考………微量注入器は脈動のないものを使用すること．同一ルートから他薬剤を注入しない.

観察のポイント

不整脈が出現することがあるので，心電図のモニタリングを行う.
投与開始時に血圧低下を起こすことがあるので，血圧をモニターする.
皮膚色が蒼白になったり，紅潮したりしないかを観察する.

ドパミン 塩酸塩
Dopamine Hydrochloride

商品名……イノバン，カコージン，ツルドパミ，ドパミン塩酸塩

形状と規格単位 アンプル　50mg/2.5mL

適応………急性循環不全（心原性ショック，出血性ショック，敗血症性ショックなど），低血圧，腎前性腎不全，新生児遷延性肺高血圧（PPHN），動脈管開存症（PDA），壊死性腸炎（NEC）などの際の循環維持

用法用量…低用量（2～5μg/kg/分）：腎血流・尿量増加，心拍数・心拍出量への効果はわずか
中等量（5～15μg/kg/分）：腎血流・尿量増加，心拍数・心拍出量への効果はわずか
高用量（>15μg/kg/分）：α受容体刺激による血管収縮，血圧上昇，腎血流減少
いずれも持続静注
20～30μg/kg/分以上の用量が必要な場合には，アドレナリンやノルアドレナリンの投与を考慮する.

薬理作用…
- 交感神経α，βおよびドパミン受容体に作用する.
- 冠動脈血流は投与量に比例して増加する.
- 低用量では腎血流，腹腔内血流の増加作用がある（ドパミン受容体に作用）．中等量では心収縮力を増す（βに作用）．高用量では末梢血管収縮作用が強まる（αに作用）.

禁忌………閉塞性肥大性心筋障害

副作用……頻脈，不整脈，末梢の虚血，麻痺性イレウス，注射部位の変性壊死，投与量が多いと腎血管収縮

薬剤相互作用…pH8.0以上になると着色する．炭酸水素ナトリウムのようなアルカリ性薬剤と混合すると不活化される.

備考………
- 投与量により効果が異なるので，目的に応じて用量を調節する.

●カテコラミン系

- 微量注入器は脈動のないものを使用すること．同一ルートから他薬剤を静注しない．他の輸液と合流させる時は血圧，脈拍の変動に注意する．
- 注射部位の発赤に注意が必要
- 5%ブドウ糖液での希釈が望ましいとの報告がある．
- 24時間毎の交換より12時間毎の交換の方が血圧変動は少ないとの報告がある．

観察のポイント

観血的に血圧をモニターして急激な血圧上昇・変動，頻脈，末梢循環の様子，尿量をチェックする．
細い静脈から持続注入する場合に血管に沿って発赤が見られることがあるので，注意深く観察する．

ドブタミン 塩酸塩
Dobutamine Hydrochloride

商品名……ドブトレックス，ドブタミン塩酸塩

形状と規格単位 アンプル　100mg/5mL

適応………うっ血性心不全，急性循環不全（心原性ショック，出血性ショック，敗血症性ショックなど）

用法用量…1～5μg/kg/分，持続静注
適宜増減し，必要に応じて40μg/kg/分まで増量可能
5%ブドウ糖液に溶解希釈して用いる（20mL中に0.3mL×体重を溶解して1mL/時で点滴すると5μg/kg/分となる）

薬理作用…
- 交感神経α受容体よりはβ受容体に作用する．
- 強い心収縮力増強作用と軽度の末梢血管拡張作用がある．心拍出量の増加と冠血流量を増加する．心拍増加作用，血圧上昇作用は弱い．
- 軽度の肺血管拡張作用がある．

副作用……大量に用いるとまれに頻脈（不整脈は少ない）．まれに血圧低下．注射部位の発赤

薬剤相互作用…プロプラノロールなどのβ遮断薬と併用すると効果が減弱し，末梢血管抵抗の上昇が起きる．

備考………
- 微量注入器は脈動のないものを使用すること．同一ルートからの静注は行わない．他の輸液と合流させる時は血圧，脈拍の変動に注意する．
- アルカリ性薬剤と混ざると不活化される．
- 低血圧がある場合はドパミンを選択する．
- 5%ブドウ糖液での希釈が望ましいとの報告がある．

観察のポイント

観血的に血圧をモニターして，急激な血圧上昇･変動，頻脈，末梢循環の様子，尿量をチェックする．

ノルアドレナリン

Noradrenaline

商品名……ノルアドリナリン

形状と規格単位 アンプル 1mg/1mL

適応………著明な徐脈を伴う新生児仮死，その他の心停止，心原性ショックによる血圧の著しい低下

用法用量…0.05～0.1μg/kg/分，持続静注
血圧をモニターしながら投与量を調節する．
最大投与量1～2μg/kg/分

薬理作用…
- 心筋収縮力を強めて心拍出量を増大する．
- 血管に対してはβ受容体よりもα受容体を刺激して末梢動脈を収縮させ，血圧は上昇する．

副作用……頻脈，不整脈，過量で心拍出量低下，過剰な血圧上昇，腎血流減少

薬剤相互作用…
- ハロゲン含有吸入麻酔薬により，心筋のエピネフリン受容体の感受性を亢進し，頻脈，心室細動の危険が増大する．
- イソプレナリンなどのカテコラミン製剤，アドレナリン作動薬のβ刺激作用による交感神経興奮作用が増強し，不整脈，場合により心停止を起こすことがある．

備考………血圧の確保が主たる目的であるため，目的が達成されたら徐々に減量し，輸血・輸液と他のカテコラミン製剤に変更して血圧維持に努める．

観察のポイント

投与直後の心拍数・血圧を連続して測定し，パルスオキシメーターで酸素化を監視する．皮膚色（蒼白，紅潮など）を観察する．蘇生の場面は混乱しやすいので，蘇生のための薬剤を詰めた注射器には薬剤名を油性ペンで記入しておく．

合成バソプレシン
Vasopressin

商品名……ピトレシン

形状と規格単位 アンプル　20単位/1mL

適応………晩期循環不全・敗血症性ショックの際の循環改善，カテコラミン不応重症例の血圧維持

用法用量…0.0002～0.004単位/kg/分
上記用量は，低出生体重児（超低出生体重児を含む）の難治性低血圧，小児の敗血症性ショックにおける昇圧効果の報告に基づいたもの．著者らは，初期投与量を0.0001単位/kg/分から開始している．

薬理作用…循環血液量の維持増量，血管平滑筋収縮による血圧上昇

副作用……低ナトリウム血症，血小板減少，肝機能障害，腎・腸管・肺・心筋の虚血障害ショック，水中毒

薬剤相互作用…特記事項なし

備考………
- 明らかな低循環障害の状態では使用しない．
- 血管（循環）作動薬と併用する場合には，急な血圧の変動や循環動態の変化に注意する．

観察のポイント

低出生体重児（特に超早産児の場合）では，体血圧の上昇により肺血圧との較差が生じ，動脈管の短絡血流が症候化（左右短絡の増大）する可能性があり，注意が必要である．
可能な限り観血的に血圧をモニターし，急激な血圧の上昇・変動，頻脈，末梢循環の様子，尿量の変化などをチェックする．

アルプロスタジル
Alprostadil

商品名……パルクス，リプル，アルプロスタジル

形状と規格単位　アンプル　5μg/1mL

適応………動脈管依存性先天性心疾患（肺動脈閉鎖・狭窄，大動脈縮窄・離断，左心低形成），新生児遷延性肺高血圧症

用法用量…開始時は2.5〜10ng/kg/分で開始し，効果が現れた時点で減量する．

薬理作用…血管平滑筋のプロスタノイドEP受容体に作用して，血管を拡張させる．肝・腎血流増加作用がある．肺血管抵抗低下，末梢血管拡張．半減期9.46時間

副作用……無呼吸，発熱，血圧低下，皮膚発赤，下痢，電解質低下，骨膜肥厚，心不全

薬剤相互作用…血小板凝集抑制作用があるので，アスピリンなどの血小板機能を抑制する薬剤やウロキナーゼなどの血栓抑制薬と併用すると，出血傾向を増強する恐れがある．

備考………
- 微量注入器は脈動のないものを使用すること．同一ルートから他薬剤を注入しない．
- 光線療法中は遮光する．
- 中止後も短期間投与では数時間，長期間投与した場合は数日間効果が残存する．

観察のポイント

投与開始後6時間以内に無呼吸発作を来すことがあり，呼吸のモニターが必要である．効果が出現してくるとチアノーゼが軽減し，皮膚色が紅潮してくる．発熱することが比較的多いので，体温管理をこまめに行う．肺血流が増加しすぎて心不全を来すことがあることも念頭に置く．

ニトログリセリン
Nitroglycerin

商品名……ミリスロール，バソレーター，ニトログリセリン

形状と規格単位 アンプル　1mg/2mL

適応………心不全，前負荷軽減，新生児遷延性肺高血圧症（PPHN）

用法用量…0.5μg/kg/分から開始，効果をみながら最大8.0μg/kg/分まで増量可，持続静注
（20mL中に2.4mL×体重を溶解して1mL/時で点滴すると1μg/kg/分となる）

薬理作用…
- 細胞内のグアニルサイクラーゼを活性化し，サイクリックGMPの合成を促進して，平滑筋を拡張する.
- 動脈系，静脈系を拡張するが，特に細静脈を拡張する作用が強いため，前負荷を軽減する．冠動脈を拡張させる.

副作用……血圧低下，頻脈，不整脈，静脈炎，メトヘモグロビン血症，代謝性アシドーシス，脳浮腫

薬剤相互作用…他の降圧利尿薬と併用すると血圧低下，心拍数の増加が起きることがある．パンクロニウムの神経筋遮断効果を延長する．ヘパリンの作用を減弱させる.

備考………2.0μg/kg/分以下で静脈系の拡張により前負荷が低下，3.0～5.0μg/kg/分で動脈系の拡張により後負荷が低下する．通常は5μg/kg/分程度が有効なことが多い．非吸着性輸液セットを利用すること

観察のポイント

血圧，心拍数，経皮酸素分圧をモニターし，同時に皮膚色を観察する．血圧低下に注意．前負荷が軽減されると呼吸数が減少することがある.

イブプロフェン L-リシン

Ibuprofen L-Lysine

商品名……イブリーフ

形状と規格単位 バイアル　20mg

適応………動脈管開存症

用法用量…初回投与量：10mg/kg/dose
2・3回目投与量：5mg/kg/dose（初回投与後24, 48時間目）
15分以上かけて静注（濃度10mg/mL以下に希釈）

薬理作用…動脈管閉鎖作用に関する詳細な作用機序は明らかではないが，プロスタグランジンの合成酵素阻害作用によるものと考えられている.

禁忌………動脈管依存性先天性心疾患，重篤な腎障害，消化管出血，壊死性腸炎，頭蓋内出血のある患者

副作用……頭蓋内出血，腎障害，壊死性腸炎，腸管穿孔，血小板減少，肺出血，肺高血圧症，低血糖

薬剤相互作用…
- フロセミド等の利尿剤の作用を減弱させる恐れがある.
- ステロイド剤との併用で消化管出血・穿孔の発現が高まる恐れがある.
- ジギタリスの作用を増強させる恐れがある.
- ワルファリン等の抗凝血薬の作用を増強し，出血の危険性が増大する恐れがある.
- アミノグリコシド系抗生物質の作用を増強させることがある.
- 一酸化窒素との併用で，出血の危険性が増大する恐れがある.

備考………
- インドメタシンと同等の効果があり，同薬より尿量減少，腎機能障害などの副作用が少ない.

観察のポイント

心尖拍動の状態の観察，心雑音の聴取を心がける．効果があれば脈圧は減少し，心尖拍動も穏やかになる．
乏尿の有無，腸管穿孔を来すリスクがあるため，腹部症状に注意する．

インドメタシンナトリウム
Indomethacin Sodium

商品名……インダシン

形状と規格単位 バイアル　1mg

適応………動脈管開存症（超音波検査で確診されたもののみ）

適用外使用…頭蓋内出血予防

用法用量…動脈管開存症

- 初回：0.2mg/kgを静注
- 2回目（初回投与から12時間後）
  1,250g未満または日齢7未満：0.1mg/kgを静注
  1,250g以上または日齢7以上：0.2mg/kgを静注
- 3回目（2回目投与から24時間後）：2回目と同用量を静注
  静脈内投与の最適投与時間は確立されていないが，最低でも20～30分以上かけて緩徐に投与することが望ましい．実際の投与時間は1，2，6，12，24時間法と，施設により異なるのが現状である．

薬理作用…動脈管閉鎖作用に関する詳細な作用機序は明らかにされていないが，プロスタグランジンの合成酵素阻害の結果によると考えられている．血中濃度半減期は12～20時間

禁忌………動脈管依存性先天性心疾患，重篤な腎機能障害，消化管出血，壊死性腸炎

副作用……無尿あるいは乏尿，血小板機能抑制による出血傾向，消化管出血，壊死性腸炎，頭蓋内出血，肺高血圧，低血糖

薬剤相互作用…
- フロセミドの利尿作用を減弱させる．
- ジギタリス，アミノグリコシド系抗生物質の作用を増強する．

備考………
- ステロイド剤との併用で消化管出血・穿孔の発現が高まる恐れがある．

- 著明な乏尿の場合は腎機能が回復するまで次回の投与は中止する．1，2回の投与で動脈管が閉鎖した場合はそれ以降の投与は行わない．投与終了後48時間を経過して，動脈管が閉鎖している場合は次回の投与は行わない．
- 新生児医療に十分な知識・経験を持った医師のもとで使用すること

観察のポイント

心尖拍動の状態の観察，心雑音の聴取を心がける．効果があれば脈圧は減少し，心尖拍動も穏やかになる．
乏尿の有無，腸管穿孔を来すリスクがあるため，腹部症状に注意する．

オルプリノン 塩酸塩水和物
Olprinone Hydrochloride Hydrate

商品名……コアテック

形状と規格単位 アンプル 5mg/5mL

適応………他の治療で効果が不十分な急性心不全

用法用量…初期投与量（成人）：10μg/kg，5分かけて投与
維持量：0.1〜0.3μg/kg/分
新生児の適正な投与量は定まっていない．

薬理作用…ホスホジエステラーゼⅢの阻害により細胞内cAMPを増加させ，心筋収縮作用と血管拡張作用を発現する．

禁忌………肥大型閉塞性心筋症の患者（左室流出路狭窄を増悪させる恐れがある）

副作用……心室細動，心室頻拍，血圧低下，腎機能障害，血小板減少，低酸素症

薬剤相互作用…カンレノ酸カリウム，ウロキナーゼ，フロモキセフナトリウムとの配合変化を生じる．

備考………
- 他の薬剤を使用しても効果が不十分な場合に使用を考慮すること
- 2時間経過しても改善が見られない場合には，投与の中止を検討する．
- 重篤な不整脈のある患者では症状を増悪させることがある．
- 循環血液量が欠乏している状態では，前負荷が減少して過度の低血圧を生じやすいため，循環血液量が十分保たれた状態で投与することが望ましい．
- 他の注射薬と混合せずに用いることが望ましい．

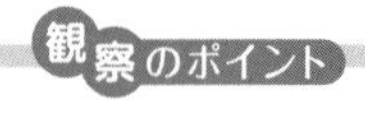

バイタルサインのこまめな観察を行うこと

ジゴキシン
Digoxin

商品名……ジゴシン

形状と規格単位 アンプル 0.25mg/1mL
エリキシル 0.05mg/1mL

適応………心不全，慢性肺障害に伴う右心不全，心房細動，上室性頻拍症

用法用量…
- 生後2週まで・急速飽和量：0.03mg/kg/日，分3．12時間後より維持量：0.005mg/kg/日，分2，経口
- 生後3週以後・急速飽和量：0.04mg/kg/日，分3．12時間後より維持量：0.01mg/kg/日，分2，経口
- 低出生体重児：0.005mg/kg/日，分2，経口

薬理作用…心筋の収縮力を増強させる．房室伝導を遅延させる．

副作用……不整脈，高度の徐脈，嘔気・嘔吐，下痢，女性化乳房

薬剤相互作用…
- Ca製剤と併用すると急激に血中濃度が上がり，ジゴキシン毒性が急速に出現する．
- インドメタシンと併用すると作用が増強される．

備考………
- 低カリウム血症あるいはK排泄型利尿薬との併用時にジギタリス中毒を起こしやすい．血中濃度をモニターする（方法によりジギタリス様物質を検出することがある）．中毒症状が現れたら直ちに中止する．
- 心室性不整脈にはリドカイン10mg/kgを静注，あるいはアレビアチン®をゆっくり静注する．心室細動には電気的除細動を行う．
- 排泄は糸球体濾過による．半減期は成熟児45時間，未熟児60時間．腎障害では用量を調節する．

観察のポイント

心電図をモニターし，ST，Tの変化と不整脈に注意する．

ミルリノン
Milrinone

商品名……ミルリーラ，ミルリノン

形状と規格単位 アンプル　10mg/10mL

適応………急性心不全，開心術後の循環障害（左心負荷増加，肺高血圧，心収縮能低下）

用法用量…初回50μg/kg/10分，続いて0.5μg/kg/分で持続静注．臨床症状に応じて0.25～0.75μg/kg/分の範囲で適宜増減

薬理作用…ホスホジエステラーゼⅢの阻害により細胞内サイクリックAMPを増加させ，心筋収縮作用と血管拡張作用を発現する．心筋収縮力を増強するが，心拍数増加作用は弱く，酸素需要を増加させることは少ない．

副作用……心室性頻拍，心室細動，心房細動，上室性期外収縮，動悸，血圧低下，血小板減少，肝機能障害，嘔気・嘔吐

薬剤相互作用…カテコラミン系の強心薬と併用すると互いの強心作用を増強するが，不整脈の発現を助長させる．

備考………5%ブドウ糖液で適宜希釈して点滴する．

観察のポイント

初回投与時に急激に血管抵抗が低下し，血圧が下がることがあるので，血圧，心拍数，心電図を頻回にモニターする．
尿量，電解質，動脈血ガス分析などを行う．

アデノシン三リン酸 ニナトリウム水和物
Adenosine Triphosphate Disodium Hydrate；ATP

商品名……アデホス-Lコーワ

形状と規格単位 アンプル　10mg/2mL

適応………発作性上室頻拍

用法用量…原液0.05mg/kgを静注．無効な場合は，1～2分毎に0.05mg/kg増量追加投与．最大0.25mg/kgまで増量可

薬理作用…ATPは体内に入るとアデノシンに変化し，洞房結節の自動能を抑制し，房室伝導を抑制する．これらの作用により頻拍を停止する．

副作用……ショック，徐脈，洞房ブロック，心室性期外収縮，心房性期外収縮，低血圧

薬剤相互作用…
- テオフィリン，アミノフィリン，カフェインなどのキサンチン誘導体は，アデノシン受容体拮抗作用があるため効果を減弱させる．
- ジピリダモールは，アデノシンの細胞内取り込み抑制効果により効果を増強するので，併用しない．

備考………静注されたATPは血中のエクトヌクレオチダーゼによりすぐにアデノシンまで分解される．またアデノシンもすぐに細胞内に取り込まれるので半減期は秒単位と短い．このため効果の発現と消失は極めて迅速である．

観察のポイント

不整脈の誘発等もあるので注意する．
心電図をモニターする．

プロプラノロール 塩酸塩
Propranolol Hydrochloride

商品名……インデラル，プロプラノロール塩酸塩，ヘマンジオル（乳児血管腫にのみ適応）

形状と規格単位
アンプル　2mg/2mL（インデラルのみ）
錠剤　10mg
シロップ　3.75mg/mL（ヘマンジオルのみ）

適応………心室性頻脈，心室性期外収縮，上室性頻拍，無酸素発作，新生児甲状腺機能亢進症およびクリーゼ，高血圧，ファロー四徴症の無酸素発作
乳児血管腫（ヘマンジオルのみ）

用法用量…不整脈，無酸素発作等
初回：0.02～0.10mg/kg/doseを10分以上かけて静注．必要なら10分後にもう一度同量を追加してよい．
維持量：8時間おきに0.3mg/kg/日
経口投与量は0.5～3mg/kg/日，分4
乳児血管腫
1～3mg/kg/日を分2で，空腹時を避けて経口投与する．投与量は1mg/kg/日から開始し，2日以上の間隔をあけて1mg/kgずつ増量し，3mg/kg/日で維持するが，患者の状態に応じて適宜減量する．

薬理作用…β_1，β_2受容体遮断作用による洞結節の最大洞結節回復時間の延長，房室結節の伝導遅延，不応期の延長が起き，心拍数の減少と心筋収縮力の抑制作用がある．その結果，心仕事量が減少する．降圧作用は心筋収縮力の低下による．

禁忌………先天性低心拍出量性心不全，気管支攣縮

副作用……心不全，血圧低下，徐脈，心室細動，房室ブロック，末梢循環障害，腎血流低下，嘔吐，下痢，気管支攣縮，低血糖

薬剤相互作用…
- インスリンの作用増強
- Ca拮抗薬は相互に作用増強し，低血圧，徐脈，房

室ブロックが起きることがある.
- 交感神経刺激薬は相互に作用を減弱させる.

備考……… • 腎不全時には注意して投与する. 新生児甲状腺機能亢進症の場合は経口投与する.
- 効果発現時間は2～5分, 半減期は2～4.5時間（経口投与）. 使用時は心電図をモニターする.
- ヘマンジオル：出生後5週未満の患者には慎重投与. 投与間隔は9時間以上開けること. 初回投与時および増量時は, 小児科医との連携のもと, 心拍数・血圧・呼吸状態・血糖値等を少なくとも投与2時間後まで1時間毎に確認すること

観察のポイント

高度の徐脈や血圧低下が起きることがあるので, 心電図・血圧をモニターし観察する.
低血糖症状（意識障害, 振戦など）に注意する.

ベラパミル 塩酸塩

Verapamil Hydrochloride

商品名……ワソラン，ベラパミル塩酸塩

形状と規格単位 アンプル　5mg/2mL
錠剤　40mg

適応………心房細動，心房粗動，頑固な上室性頻拍

用法用量…0.1mg/kgを5分以上かけて希釈静注．効果不十分なら30分後に同量追加する．最大量5mg/kg
経口投与量は3～6mg/kg/日，分3

薬理作用…Ca拮抗薬である．心筋，血管平滑筋の収縮を抑制する．房室結節の機能抑制と，動脈拡張，心筋抑制が起きる．

副作用……徐脈，房室伝導時間延長，血圧低下，房室ブロック，洞停止，一過性心停止，心室性期外収縮

薬剤相互作用…
- β遮断薬と同じく陰性変力作用や徐脈作用があり，併用すると心抑制作用が増強されるので併用は禁忌
- リドカインと併用すると作用が増強されたり，不整脈が出現したりすることがある．
- ジゴシン®と併用すると高度の徐脈，房室ブロックが起きることがある．
- 肝薬物代謝酵素阻害のためアミノフィリン，テオフィリンの血中濃度を上昇させることがある．
- フェノバルビタールはチトクロムP-450を誘導するので，本剤の作用を減弱させる．

備考………
- 1歳未満の乳児では陰性変力作用が著明に出現する可能性が強いため，使用は禁忌に近い．
- 効果発現時間は5分以内，半減期は経口投与の場合3～7時間．使用時は心電図をモニターする．
- グルコン酸Ca（10mg/kg），アトロピン（0.01mg/kg）が解毒作用を発揮する．
- ジゴシン®投与中の場合はその血中濃度を上昇させ

る効果があるので，ジゴシン®投与量を減じなくてはいけない.

- メイロン®などのアルカリ剤と混注すると混濁する.
- 血管外に漏れると組織壊死，石灰化が生じる.

観察のポイント

静注の際にはゆっくりと行い，心電図のモニタリングを必ず行う．また血圧のモニタリングも行い，房室ブロックや血圧低下が起きたら直ちに注入を中止する.

リドカイン
Lidocaine

商品名……キシロカイン

形状と規格単位 アンプル　100mg/5mL

適応………心室性期外収縮，心室性頻脈，ジギタリス中毒

適用外使用…低酸素性虚血性脳症，頭蓋内出血，その他に伴う難治性の新生児痙攣（first line治療薬で効果がない場合）

用法用量…不整脈

5%ブドウ糖液で0.5～1.0mg/mL溶液とする．

初回：1～2mg/kg/doseを5～10分かけて静注．必要なら10分後にもう一度同量を追加してよい．

維持量：3mg/kg/時．最大量5mg/kg/時（20mL中に3mL×体重を溶解して1mL/時で持続静注すると3mg/kg/時となる）

痙攣（正期産，正常体温の児）

Loading 2mg/kg，10分かけて静注（濃度は20mg/mL未満とする）

維持量：6mg/kg/時，6時間．次いで4mg/kg/時，12時間．次いで2mg/kg/時，12時間

正期産または早産児の低体温療法中は薬物代謝が遅延するため，薬剤の蓄積のリスクが増大する．これらの児の至適投与量は不明

薬理作用…
- 神経膜のNaチャネルを遮断し，刺激伝導系に抑制的に働き，相対不応期を延長し，抗不整脈作用を発揮する．
- 局所麻酔作用，抗不整脈作用以外に睡眠導入作用があり，痙攣を抑制する．

禁忌………房室ブロック，肝機能障害

副作用……血圧低下，刺激伝導障害，ショック，心停止，徐脈，呼吸抑制，意識障害，嘔吐，振戦

薬剤相互作用…シメチジン，プロプラノロールの血中濃度を上昇させる.

備考………
- 効果発現時間は15～90秒，半減期は5～10分
- 使用時は心電図をモニターする.
- アルカリを含む電解液との混注は避ける.
- 過剰投与により，逆に痙攣が誘発される.

観察のポイント

投与開始後30分以内に副作用が出現することがあるので，その間は心電図・血圧をこまめにモニターする．その後も心電図モニターで不整脈の発現に注意する.
痙攣再発の有無を観察するとともに，血圧低下，不整脈の出現もモニターする.

アトロピン 硫酸塩水和物

Atropine Sulfate Hydrate

商品名……アトロピン硫酸塩

形状と規格単位 アンプル　0.5mg/1mL

適応………徐脈不整脈，挿管時

用法用量…0.01mg/kg/dose

薬理作用…アセチルコリンと競合的に拮抗することで，副交感神経節後線維から放出されたアセチルコリンと受容体において競合し伝達を遮断する．特に心筋や平滑筋，外分泌腺を支配する受容体に選択性が高い．

- 心臓：洞結節や房室結節での迷走神経抑制作用により房室伝導が加速し，心拍数が増加する．
- 呼吸器：気道分泌抑制，気管支拡張を起こす．
- 外分泌腺：唾液，気管支粘膜，膵液，汗腺等の分泌を抑制する．

副作用……ショック，頻脈，紅潮，嚥下困難，腸蠕動減弱

薬剤相互作用…
- 抗コリン作用を有する薬物（例えば抗ヒスタミン薬など）は抗コリン作用を増強する．
- ジギタリス製剤の血中濃度を上昇させる．

備考………投与量が少ないと奇異性徐脈が発生する可能性がある．

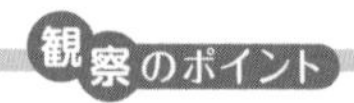

頻脈が起こらないかモニタリングを行うこと

エナラプリル マレイン酸塩
Enalapril Maleate

商品名……レニベース

形状と規格単位 錠剤　2.5mg，5mg，10mg

適応………重症心不全，腎不全，腎性高血圧，本態性高血圧

用法用量…0.05～0.1mg/kg/日，初回は少量より開始

薬理作用…昇圧作用のあるレニンアンジオテンシン系の抑制と降圧作用のあるカリクレイン・キニン系，プロスタグランジン系の増強作用をもつ．組織のレニンアンジオテンシン系の抑制により，腎保護作用，心保護作用がある．

副作用……空咳，低血圧，血清K上昇，ショック

薬剤相互作用…
- K保持性利尿剤との併用では高カリウム血症に注意する．
- リファンピシン降圧作用が減弱されることがある．
- ニトログリセリン降圧作用が増強される可能性がある．

備考………両側腎動脈狭窄や片腎で腎動脈狭窄のある場合は，急速に腎機能低下を認めることがあるので原則使用しない．

観察のポイント

急激な血圧低下を来すことがあるので注意すること

ヒドララジン 塩酸塩
Hydralazine Hydrochloride

商品名……アプレゾリン

形状と規格単位 アンプル 20mg
散剤 10%

適応………高血圧，特に重症の場合（慢性肺障害に伴う高血圧，肺高血圧）

用法用量…0.1～0.8mg/kg/dose（2mg/kg/doseを超えない）静注（4～6時間毎）
経口投与の場合，0.2～0.3mg/kg/日から増量，分3（最大5.0mg/kg/日）

薬理作用…血管平滑筋の拡張作用がある．細動脈，細静脈ともに拡張するため，前負荷，後負荷が軽減される．

副作用……頻脈，血圧低下，麻痺性イレウス，顆粒球減少，血小板減少，貧血

薬剤相互作用…
- プロプラノロールなどのβ遮断薬の作用を増強する．
- 他の血圧降下薬と併用すると血圧降下作用が増強される．

備考………5%ブドウ糖液に溶解すると不安定になるので，ブドウ糖液で希釈してはいけない．

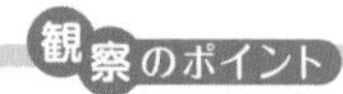

心拍数，血圧を頻回に測定する．

3

利尿薬

ループ利尿薬

K 保持性利尿薬

チアジド系利尿薬

炭酸脱水素酵素抑制薬

α型ヒト心房性 Na 利尿ポリペプチド

フロセミド
Furosemide

商品名……ラシックス，フロセミド

形状と規格単位　アンプル　20mg/2mL

適応………乏尿，心不全，肺水腫，高血圧，慢性肺疾患の急性増悪時の肺機能改善

用法用量…経口：1mg/kg/日，分2～3
静注：1mg/kg/dose，6～24時間毎
0.05～0.1mg/kg/時，持続静注（最大0.3mg/kg/時）

薬理作用…
- 尿細管からの電解質の再吸収を阻害することで利尿効果が出る．Na，K，Ca，Mg，Clの排泄を促進する．
- プロスタグランジンの放出を促進し，腎血流量を増加させることも利尿効果に関係している．除水によって肺コンプライアンスを改善する．

副作用……代謝性アルカローシス，Na，K，Ca，Cl低下，Ca排泄，尿路結石，未熟児骨減少症，聴力障害，非結合ビリルビン（unbound bilirubin）の増加

薬剤相互作用…
- 血管壁の反応性を低下させるので，ノルアドレナリンなどの昇圧アミンの作用を減弱させる．
- β遮断薬の作用を増強する．
- アミノグリコシド系抗生物質の内外有毛細胞内濃度を上昇させ，最終的には外有毛細胞の壊死を引き起こし，永続的な難聴が起きることがある（第Ⅷ神経障害）．
- セファロスポリン系およびアミノグリコシド系抗生物質の腎毒性を増強する（近位尿細管でのNa再吸収増加に伴い，抗生物質の再吸収も増加し，組織内濃度が上昇するので腎毒性が強まる）．
- ジゴキシンの心臓への作用を増強する．

- インドメタシンは利尿作用を減弱させる．またインドメタシンの動脈管収縮作用を減弱させる可能性がある．
- カルバマゼピンと併用するとNa排泄が増加し，低ナトリウム血症となることがある．

備考………
- 作用時間は短く，静注では1時間で作用が出現し，6時間持続
- 呼吸窮迫症候群（RDS），心不全の低出生体重児の半減期は7.7～19.9時間といわれ，半減期と在胎期間は逆比例する．

観察のポイント

尿量測定，血圧測定を行う．利尿効果は投与後直ちに出現するので，2時間たっても利尿効果がない場合は，効果が不十分か無効なため，再度投与するか他の利尿薬を投与する．もしくは腎血流を増加させる手段を考える．

カンレノ酸カリウム

Potassium Canrenoate

商品名……ソルダクトン，カンレノ酸カリウム

形状と規格単位　アンプル　100mg

適応………心不全，慢性肺障害

用法用量…1mg/kg/doseを8〜12時間おきに静注

薬理作用…抗アルドステロン作用により，尿中のNa排泄を増加させ，Kの尿中排泄を減少させる．

副作用……Na低下，Cl低下，高カリウム血症，嘔吐，下痢，血管痛，ショック

薬剤相互作用…Ca拮抗薬，利尿薬と併用すると降圧作用，利尿作用を増強する．

観察のポイント

Kを蓄積する傾向があるので，血清K値をモニターする．
代謝性アシドーシスが起きることがあるので，血液の酸塩基平衡をモニターする．
血管痛があるので，静注時に児の疼痛反応に注意する．

スピロノラクトン
Spironolactone

商品名……アルダクトンA

形状と規格単位 細粒　10%

適応………心不全，慢性肺障害に他の利尿薬と併用する．

用法用量…1～3mg/kg/日，分3，経口

薬理作用…アルドステロンの受容体拮抗薬．尿中のNa排泄を増加させ，Kの尿中排泄を減少させる．

禁忌………高カリウム血症，無尿時

副作用……Na低下，高カリウム血症

薬剤相互作用…
- Ca拮抗薬，利尿薬と併用すると降圧作用，利尿作用を増強する．
- ノルアドレナリンの血管反応性を低下させる．
- ジゴシン®の腎からの排泄を低下させ，血中濃度が上昇する．

備考………
- K喪失を抑制する．利尿効果は低い．

観察のポイント

Kを蓄積する傾向があるので，血清K値をモニターする．
代謝性アシドーシスが起きることがあるので，血液の酸塩基平衡をモニターする．

トリクロルメチアジド

Trichlormethiazide

商品名……フルイトラン

形状と規格単位 錠剤　1mg，2mg

適応………心不全，高血圧症

用法用量…0.08mg/kg/日，分1〜2

薬理作用…遠位尿細管部の管腔側に存在するNa-Cl共輸送体を阻害することにより，Na，Clの再吸収を阻害し尿中への排泄を増加させる．このため水の排泄が増加する．

副作用……低ナトリウム血症，低カリウム血症，高尿酸血症，再生不良性貧血，血小板減少など

薬剤相互作用…
- アドレナリン，ノルアドレナリンとの併用で，昇圧作用を減弱する恐れがある．
- ACE阻害薬，βブロッカーとの併用で，降圧作用が増強する恐れがある．
- ジギタリスとの併用で，ジギタリスの作用が増強する恐れがあり，中毒を起こすリスクがある．
- 副腎皮質ステロイドとの併用で，低カリウム血症が出現する可能性がある．

備考………小児は電解質のバランスが崩れやすいため注意が必要で，定期的に検査を行う．

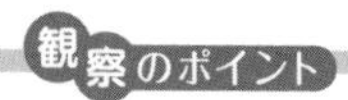

急激に利尿作用が現れることがあるので，注意すること

アセタゾラミド ナトリウム
Acetazolamide Sodium

商品名……ダイアモックス

形状と規格単位 粉末
バイアル 500mg

適応………代謝性アルカローシス（慢性肺障害）

用法用量…経口：15～35mg/kg/日，分3
静注：5～15mg/kg/日，8時間毎

薬理作用…
- 腎尿細管で炭酸脱水素酵素の作用を抑制し，Na，炭酸イオンの再吸収を抑制する．
- 脳内で炭酸脱水素酵素の作用を抑制し，CO_2を増加させることにより髄液産生を低下させる．

副作用……代謝性アシドーシス，K低下，尿路結石，急性腎不全，溶血性貧血，再生不良性貧血，無顆粒球症

薬剤相互作用…
- 降圧薬，ジゴシン®の作用を増強する．
- 副腎皮質ホルモンとの併用は過剰なK放出を起こすことがある．
- フェノバール®，フェニトインとの併用で，くる病，骨軟化が起きることがある．

備考………
- 高炭酸ガス血症が起きることがある．
- 新生児の出血後水頭症に対する効果はないとされている．

観察のポイント

血管痛があるので，静注時に児の疼痛反応に注意する．
経皮炭酸ガス分圧モニターを使用する．

● α型ヒト心房性Na利尿ポリペプチド

カルペリチド

Carperitide

商品名……ハンプ

形状と規格単位 バイアル 1,000μg

適応………急性心不全

用法用量…0.1μg/kg/分，持続静注

薬理作用…
- 血管平滑筋のANP受容体に結合し，膜結合型グアニル酸シクラーゼの活性化を介して細胞内cAMPを増加させ，利尿，血管拡張が起きる．尿中Na排泄量が増加する．
- 肺動脈圧の低下，全身血管抵抗の低下，心拍出量の増加

副作用……血圧低下，徐脈，心室性不整脈，電解質異常，赤血球増加，血小板増加，肝機能障害

薬剤相互作用…
- ラシックス®との併用により利尿作用が増強する．
- レバチオ®（シルデナフィル）との併用で血圧低下が増強する．
- ドパミン，ドブトレックス，アドレナリン，グルコン酸カルシウム，ヘパリン，アミノ酸製剤と混合すると効力が低下する．

備考………
- 希釈は生理食塩水かブドウ糖液単独で行い，別ルートから静脈内投与を行う．
- 新生児への使用経験が集積されていないので，他の利尿薬の効果がない時に慎重投与する．

観察のポイント

過剰の血圧低下を来すことがしばしばあるため，血圧の測定，心拍数のモニターは不可欠である．血圧低下に対しては速やかに対処すること

4
呼吸器用薬

無呼吸治療薬

呼吸窮迫症候群治療薬

気管支拡張薬

慢性肺疾患治療薬

肺高血圧治療薬

肺血管拡張薬

無水カフェイン
Anhydrous Caffeine

商品名……レスピア

形状と規格単位　バイアル　60mg/3mL

適応………無呼吸発作

用法用量…初回20mg/kgを経口または30分で静注．24時間以降5～10mg/kg/日，分1，経口または10分以上かけて静注
必要量を滅菌精製水で溶解して用いる．

薬理作用…
- 中枢神経系のアデノシンA_1，A_2A受容体に対して拮抗作用を発揮する．A_1受容体に拮抗して活動性の上昇，血管拡張，気管支拡張，利尿を促進する．A_2A受容体に拮抗して中枢神経を活性化させる．
- 心筋を直接刺激し，心拍出量を増大させる．冠動脈拡張作用
- 腎血流，腎糸球体濾過値の増加，腎尿細管Na，Clの排泄増加
- 気管支拡張作用

副作用……頻脈，不整脈，嘔吐，腹部膨満，消化管出血，不眠，振戦，瞳孔散大，痙攣，利尿，低ナトリウム血症

薬剤相互作用…
- エリスロマイシン，シメチジン，ベラパミル，アシクロビルは肝薬物代謝酵素を阻害し血中濃度を上昇する．
- フェノバルビタール，フェニトイン，カルバマゼピンは肝薬物代謝酵素を誘導することで血中濃度を低下する．
- 交感神経刺激薬と併用するとβ作用を増強するので，頻脈，不整脈を来すことがある．

備考………低出生体重児の無呼吸発作への効果は少なくとも50%はある．安全域が広く，半減期は65～102時間と長い．

観察のポイント

テオフィリン製剤より副作用は少ない．血中濃度50mg/L以下で中毒は稀である．

ドキサプラム 塩酸塩水和物

Doxapram Hydrochloride Hydrate

商品名……ドプラム

形状と規格単位 バイアル 400mg/20mL

適応………無呼吸発作（キサンチン製剤で十分な効果が現れない場合に限る）

用法用量…初回投与量1.5mg/kg，1時間かけて点滴静注
以降0.2mg/kg/時で持続静注
十分な効果が現れない場合は，0.4mg/kg/時まで増量可

薬理作用…呼吸中枢への直接作用と末梢化学受容体を介し呼吸中枢に選択的に作用して，呼吸促進作用が発揮される．半減期は6.6〜8.2時間

副作用……消化器症状（嘔気・嘔吐，腹部膨満，消化管出血），神経症状（易刺激性，振戦，痙攣）など

薬剤相互作用…交感神経刺激薬と併用すると，相乗的に血圧上昇が起きる．

備考………
- 生後1週までの患児，高ビリルビン血症で光線療法を受けている患児，肝機能障害または腎障害を有する患児では，血中濃度が上昇する可能性があり，壊死性腸炎を含む胃腸障害が発現する恐れがある．
- ネオフィリン®，カルチコール®，ラシックス®，ソル·コーテフ®，セフメタゾン®と混注すると白濁し，失活する．
- アルカリ性剤と混注しない．
- カフェイン製剤で改善しない場合に同薬と併用する．

観察のポイント

治療開始後，無呼吸発作が減少するかを観察し，消化器症状（胃内残量の増多など），神経症状の発現などに注意する．

肺サーファクタント
Lung-Surfactant

商品名……サーファクテン

形状と規格単位 バイアル　120mg

適応………一次性肺サーファクタント欠乏症：呼吸窮迫症候群（RDS）
二次性肺サーファクタント欠乏症：胎便吸引症候群，新生児遷延性肺高血圧，先天性肺炎

用法用量…1バイアルを4mLの滅菌生理食塩水で溶解し使用する.
<u>肺サーファクタント欠乏症</u>
120mg（4mL）/kgを，体位を変換しながら3～5方向に分けてまんべんなく全肺野に分布するように気管内投与する.
<u>気管内洗浄</u>
胎便吸引症候群や肺出血の際に実施する．1バイアル（120mg）を20mLの滅菌生理食塩水で溶解した溶液（5mL/kgを目安）を用い，複数回に分け気管内投与，吸引を繰り返し洗浄する.

薬理作用…肺圧—量曲線を改善し，肺容量を維持する.

副作用……特になし

薬剤相互作用…気管内投与のため，他の薬剤との相互作用は報告されていない.

備考………
- 溶解液作製時に泡を立てないようにするためには，あらかじめバイアルをよく振って粉末状にしておくこと，カテラン針を用い薬剤の表面近くでゆっくりと滅菌生理食塩水を注入すること，また滅菌生理食塩水の注入の際にバイアルの内側の壁を伝わせて底に流し込むようにすることなどがポイント．著者の施設では，懸濁時の滅菌生理食塩水の量を1バイアルあたり3mLとすることもある.

- 肺サーファクタント気管内注入操作時には，多用途チューブや3～4Frの栄養チューブが用いられることもあるが，この方法では注入操作時に用手換気の中断に伴う肺胞虚脱を余儀なくされ，チューブの挿入位置の確認も難しい．これに対しトラックケアMAC®は，用手換気を行いながら安全で確実なサーファクタント投与が可能であり，理想的である．
- 肺サーファクタントを気管内に注入する際，肺サーファクタントを肺胞内に均一に分布させるために，十分な吸気圧での用手換気が必要である．マノメータを用い，直前の設定+5cmH_2O程度で換気し，SpO_2は90％以上，$tcpO_2$（経皮酸素分圧）は80mmHgを目安にブレンダーで酸素濃度を調節しながら換気する．
- INSURE法（気管挿管し，肺サーファクタント投与後直ちに抜管しnasal-CPAPで管理）やLISA法（胃管などの細いチューブを気管内に挿入し，CPAPを行いながら肺サーファクタント投与，チューブを抜去後nasal-CPAPで管理）といった方法のほうが従来の方法より慢性肺疾患に移行しにくいという報告がある．

観察のポイント

投与により酸素化が一気に改善し，高酸素状態になるので，パルスオキシメーターや経皮酸素分圧モニターを用いて酸素化をモニターし，FiO_2の調整を行う．
循環不全を伴うときには酸素化の改善が得られないので，末梢血流・皮膚色・血圧について観察する．
動脈管開存症が急激に顕性化することがあるので，心雑音・心尖拍動・脈圧などについても経時的に観察する．

サルブタモール 硫酸塩
Salbutamol Sulfate

商品名……ベネトリン，サルタノールインヘラー

形状と規格単位 シロップ　0.4mg/1mL（ベネトリン）
吸入液　0.5%（ベネトリン）
インヘラー　サルブタモール100μg/1回噴霧（サルタノールインヘラー）

適応………慢性肺疾患による気管支攣縮

用法用量…0.2～0.3mg/kg/日，分3，経口
- 吸入薬：1mg/kg/回を生理食塩水1mLで希釈し，人工呼吸器回路内にネブライザーを用いて噴霧する．
- サルタノールインヘラーは，ジャクソンリース回路にエアロゾル噴霧器スペーサーを装着し，1回1puff（100μg）を噴霧し，3回用手換気する．これを1日4回行う．

薬理作用…選択的β_2受容体刺激による気管支拡張

副作用……血清K値の低下，心拍数増加，不整脈，血圧変動，嘔吐，下痢

薬剤相互作用…
- カテコラミンとの併用は不整脈や心停止を来すことがある．
- アミノフィリンや副腎皮質ホルモンとの併用は血清K値の低下を増強する．

備考………
- 慢性肺疾患においては気管支攣縮を伴うことがあるので，適応となる．
- 吸入を行う際は挿管チューブが細いと肺内に到達しないので，チューブ径は2.5mm以上を用いる．

観察のポイント

頻脈，血圧変動，嘔気，下痢などの症状について観察する．
心電図モニターにより不整脈の有無を観察する．

フルチカゾン プロピオン酸エステル
Fluticasone Propionate

商品名……フルタイド

形状と規格単位 吸入用　50μg/1puff

適用外使用…慢性肺疾患

用法用量…ジャクソンリース回路にエアロゾル噴霧器スペーサーを装着し，1回1puff（50μg）を噴霧し，3回用手換気する．これを12時間おきに1日2回行う．

薬理作用…抗炎症作用

副作用……易感染性，血圧上昇，高血糖，副腎機能抑制

備考………
- ステロイドの全身投与による副作用を減弱し，慢性肺疾患の炎症性病変の進行を阻止する．
- 挿管チューブが細いと肺内に到達しないので，チューブ径は2.5mm以上のものを用いる．

観察のポイント

肺炎などの感染症に注意し，気道分泌物の性状をチェックする．

血圧をモニターする．

一酸化窒素
Nitric Oxide

商品名……アイノフロー吸入用 800ppm

形状と規格単位 アルミニウムボンベ（15.7L） 一酸化窒素として800ppmを含有

適応………肺高血圧を伴う低酸素性呼吸不全の改善，心臓手術後の肺高血圧の改善

適用外使用…慢性肺疾患に伴う肺高血圧

用法用量…
- 出生後7日以内に吸入を開始し，通常，吸入時間は4日間までとする．なお，症状に応じて，酸素不飽和状態が回復し，本治療から離脱可能となるまで継続する．
- 吸入濃度20ppmで開始し，開始後4時間は20ppmを維持する．
- 酸素化の改善に従い5ppmに減量し，安全に離脱できる状態になるまで吸入を継続する．5ppm以降は1ppmずつゆっくり減量をしたほうが肺高血圧の再増悪を認めにくい．

薬理作用…
- 肺から吸入された一酸化窒素が，平滑筋を弛緩させることにより，選択的に肺血管を拡張し肺動脈圧を低下させる．
- 血液中では不活化するため全身血圧を低下させない．

禁忌………右－左シャントに依存している心疾患（総肺静脈環流異常症，左心低形成症候群）を有する患者には禁忌（右－左シャントの血流を減少させ，致命的になる恐れがある）

副作用……重大な副作用：メトヘモグロビン血症，徐脈，心停止，重篤なビリルビン血症，気胸

薬剤相互作用…低酸素性呼吸不全の治療に用いられる，ニトロプルシドナトリウム，ニトログリセリン，スルフォンアミドとの併用により，血中のメトヘモグロビン

（MetHb）濃度が増加し，血液の酸素運搬機能が低下する可能性がある．血中MetHb濃度を十分観察すること

備考………
- 減量時は，FiO_2 0.4～0.6となるまで5ppmで維持する．臨床的に安定していることを確認し離脱をはかる．離脱中はFiO_2を0.1増量してもよい．
- 血中MetHb濃度が2.5%を超える場合は，本剤吸入濃度の減量または投与を中止する．
- 本剤の吸入濃度は吸気回路の患者近位で測定する．

観察のポイント

吸気中NO濃度，吸気中NO_2濃度，PaO_2，血中MetHb濃度をモニターする．
バイタルサインSpO_2の上下肢差をよく観察する．有効であれば速やかにSpO_2の上下肢差が消失する．
減量時は，SpO_2の上下肢差や心エコーによる右心負荷の増悪といった肺高血圧の再燃に注意する．

エポプロステノールナトリウム
Epoprostenol Sodium

商品名……フローラン，エポプロステノール

形状と規格単位 バイアル　0.5mg

適応………肺動脈性肺高血圧症．新生児遷延性肺高血圧症（PPHN）を含む．

用法用量…2ng/kg/分で投与を開始し，15分以上の間隔をおいて1～2ng/kg/分ずつ増量を行い，投与量を決定する．この時，20～40ng/kg/分まで増量が必要な場合もある．

- 新生児への投与方法

① 1バイアルを専用溶解液50mLで溶解

② ①液のうち1.2mL×体重（kg）と専用溶解液を合わせ計20mLとする．

0.1mL/時＝1ng/kg/分

※上記希釈方法では専用溶解液（50mL）を2バイアル使用する．

薬理作用…静注用のプロスタサイクリン（プロスタグランジンI_2製剤）．血管平滑筋および血小板の特異的受容体に結合し，細胞内のcAMP産生を促進することにより血管拡張作用および血小板凝集抑制作用を発現する．

副作用……潮紅，血圧低下，嘔気・嘔吐

薬剤相互作用…
- 他の降圧作用を有する薬剤との併用で血圧低下が起きることがある．
- 抗凝血剤（ワルファリン），血栓溶解剤（ウロキナーゼなど），血小板凝集抑制作用を有する薬剤（プロスタグランジンE_1・E_2・I_2誘導体製剤など）との併用により出血の危険性を増大させる恐れがある．

備考………
- 常に専用溶解液のみで溶解する．
- 他の注射剤との配合不可
- 調製溶液のpHが高いため，血管外に漏出すると組

織障害を起こす恐れがあり，末梢静脈投与も可能であるが，PIカテーテルなど中心静脈を利用した方が安全である．

- 投薬中止する場合は，患者の状態（症状，血圧，心拍数，血行動態）を観察しながら，1日あたり2ng/kg/分以下で徐々に減量することが望ましい．

観察のポイント

本剤投与中および投与中の増量に際しては，症状，血圧，心拍数，血行動態等を十分観察する．

シルデナフィル クエン酸塩
Sildenafil Citrate

商品名……レバチオ

形状と規格単位 錠剤　20mg

適応………肺動脈性肺高血圧症．　新生児遷延性肺高血圧症（PPHN）を含む．

用法用量…1mg/kg/日，分3〜4，経口から開始し，3mg/kg/日まで増量可
投与回数は，治療反応性および効果をみて適宜増減
（小児および新生児での用法・用量は確立していない）

薬理作用…ホスホジエステラーゼ-5（PDE-5）阻害薬．血管拡張作用のあるcGMPの分解酵素であるPDE-5を阻害し，cGMPの血中濃度を増やすことで肺動脈の血管を拡張する．

副作用……網膜に対して比較的強い作用を示すため，未熟児網膜症への悪影響を示唆する報告がある（小児に特に注意する副作用については不明である）．

薬剤相互作用…
- 併用禁忌：硝酸薬および一酸化窒素（NO）供与薬（ニトログリセリン），イトラコナゾール等
- 併用注意：CYP3A4阻害薬（エリスロマイシン，クラリスロマイシン，シメチジン等），CYP3A4誘導薬（デキサメタゾン，フェニトイン等），ボセンタン，降圧薬，カルペリチド，ワルファリン等

備考………成人の重症例では，ボセンタン，PGI_2製剤との併用を推奨する報告もあるが（小児の薬剤相互作用が成人と違うかどうかについての報告はない），新生児への使用に際しては，十分な注意と観察が必要である．

観察のポイント

投与中は，症状，血圧，心拍数，血行動態等を十分観察する．

ボセンタン 水和物
Bosentan Hydrate

商品名……トラクリア小児用分散錠

形状と規格単位　錠剤　32mg

適応………肺動脈性肺高血圧症

適用外使用…新生児遷延性肺高血圧症

用法用量…肺動脈性肺高血圧症
開始時：1.0〜1.5mg/kg/日，分2，経口
開始後2週間以降：3.0mg/kg/日，分2，経口で維持
新生児遷延性肺高血圧症
在胎34週以上，生後7日未満：1mg/kg/dose，1日2回（適用外であり，適した量は不明）

薬理作用…エンドセリンETAおよびETB受容体の拮抗薬であり，エンドセリン-1の作用を拮抗することで肺血管の攣縮を抑制する．また，血管平滑筋の増殖，肥厚，および線維化を抑制する．

副作用……重篤な肝障害，汎血球減少，水分貯留による心不全

薬剤相互作用…
- シクロスポリンA，タクロリムスとの併用は禁忌
- フルコナゾールとの併用により本薬の血中濃度が上昇する．
- Ca拮抗薬との併用により血圧低下を助長させる可能性がある．一方でCa拮抗薬の血中濃度が低下する可能性もある．
- シルデナフィルとの併用により血圧低下が助長される恐れがある．
- プロスタグランジン系薬剤との併用により，血圧低下を助長する恐れがある．
- シルデナフィルとの併用により，シルデナフィルの血中濃度が低下し本薬の血中濃度が上昇することがある．

備考………
- 肝機能障害が発現するため，投与前に肝機能検査を行い，投与中も，少なくとも1カ月に1回肝機能検査を実施すること．特に投与開始3カ月間は2週に1回の検査が望ましい．肝障害が認められた場合は減量および投与中止すること．
- ヘモグロビン減少，血小板減少が起こる可能性があるので，投与開始時および投与開始後4カ月間は毎月，その後は3カ月に1回の頻度で血液検査を行う．

観察のポイント

体液貯留を来すことがあるため，浮腫の出現に注意する．肺浮腫による呼吸状態の悪化にも注意する．

ベラプロスト ナトリウム
Beraprost Sodium

商品名……ドルナー，プロサイリン，ベラプロストNa，ベラプロストナトリウム

形状と規格単位 錠剤　20μg

適応………肺動脈性肺高血圧症．　新生児遷延性肺高血圧症（PPHN）を含む．

用法用量…0.5～4.0μg/kg/日，分3～4，経口
（なお，小児および新生児での用法・用量は確立していない）

薬理作用…経口用のプロスタサイクリン（プロスタグランジンI_2製剤）．血管平滑筋および血小板の特異的受容体に結合し，細胞内のcAMP産生を促進することにより血管拡張作用および血小板凝集抑制作用を発現する．

副作用……低血圧，嘔吐，下痢

薬剤相互作用…
- 他の降圧作用を有する薬剤との併用で血圧低下が起きることがある．
- 抗凝血剤（ワルファリン），血栓溶解剤（ウロキナーゼ等），血小板凝集抑制作用を有する薬剤（プロスタグランジンE_1・E_2・I_2誘導体製剤等）との併用により，出血の危険性を増大させる恐れがある．

備考………重症例での効果はあまり認めないが，軽症例やエポプロステロール（フローラン®）離脱時などに有効と考えられる．

観察のポイント

本剤投与中は，症状，血圧，心拍数，血行動態等を十分観察する．

5

抗痙攣薬

クロナゼパム
Clonazepam

商品名……リボトリール，ランドセン

形状と規格単位　細粒　0.1%

適応………低酸素性虚血性脳症・頭蓋内出血・その他に伴う難治性の新生児痙攣

用法用量…0.01～0.05mg/kg/日，分2～3，経口

薬理作用…抑制系であるGABAニューロンのシナプス後膜にあるベンゾジアゼピン系受容体に，アゴニストとして高い親和性を持つ．そのため，結合してGABA親和性を増大させ，GABAニューロンの作用を特異的に増強する．

副作用……筋緊張低下，眠気，ふらつき，運動失調，喘鳴，呼吸抑制，肝機能障害，分泌物増加

薬剤相互作用…
- フェニトインの血中濃度上昇
- バルビツール酸誘導体との併用で相互の中枢神経抑制作用を増強する．
- バルプロ酸と併用してアブサンス（欠神発作）の重積を起こすことがある．

備考………他の抗痙攣薬が無効の場合でも，著効を示すことがある．

観察のポイント

フェノバルビタールやアレビアチン®が無効な痙攣に用いる．効果が発現し，痙攣が抑制されるかを観察する．
筋緊張低下，傾眠になるなどの副作用に注意する．このような場合に哺乳が困難になることがある．
分泌物が増すことがあるので，気道吸引を心がけるが，この際過剰刺激とならないように注意する．

ジアゼパム

Diazepam

商品名……セルシン，ホリゾン，ダイアップ，ジアゼパム

形状と規格単位 散剤　1%（セルシン，ホリゾン）
アンプル　5mg/1mL（セルシン），10mg/2mL（セルシン，ホリゾン）
坐剤　4mg/個（ダイアップ）

適応………低酸素性虚血性脳症・頭蓋内出血・その他に伴う新生児痙攣，鎮静

用法用量…0.1～0.5mg/kg/doseを痙攣が止まるまで緩徐に静注
最大2mg/kgまで使用可能
ダイアップ坐剤は0.4～0.5mg/kg/dose，1日1～2回

薬理作用…
- GABA受容体のベンゾジアゼピン結合部位に結合し，興奮性シナプス伝導を抑制する．
- 大脳辺縁系に作用し，意識·行動に影響を及ぼさず，馴化（じゅんか）· 鎮静作用を発現する．
- 脊髄反射抑制により筋の過緊張を寛解し，筋弛緩作用を発現する．抗痙攣作用がある．

副作用……呼吸抑制，血圧低下，非結合ビリルビン（unbound bilirubin）増加，高グリシン血症，気道分泌物増加

薬剤相互作用…シメチジンは本剤のクリアランスを減少させ，作用を増強する. ダントロレンナトリウムと併用すると，相互の筋弛緩作用を増強する．

備考………
- その他の抗痙攣薬が無効な場合に用いる．
- 効果の発現は速いが，持続時間も短い．
- 半減期20～30分．糸球体濾過率（GFR）を減らす．

観察のポイント

作用の持続が短いので，その後の痙攣の再発を監視する．
呼吸抑制が起きることがあるので，呼吸をモニターする．

ゾニサミド

Zonisamide

商品名……エクセグラン，ゾニサミド

形状と規格単位　散剤　20%

適応………新生児痙攣でむしろ急性期が過ぎててんかんに移行するもの

用法用量…4～8mg/kg/日，分2，経口
最大投与量12mg/kg/日

薬理作用…皮質または海馬の反復電気刺激によるキンドリング形成後の痙攣脳波に対し抑制作用を示す．有効血中濃度は10～20μg/mL

副作用……傾眠，自発運動減少，肝機能障害，腎・尿路結石

薬剤相互作用…フェニトイン，カルバマゼピン，バルプロ酸を減量・中止する時に，血中濃度が上昇することがある．

備考………新生児期発症のてんかんに有効性が高い可能性がある．

観察のポイント

痙攣が抑制されているかどうかを観察する．
投与開始1～2週は傾眠がちとなることがあるので，注意を要す．

トリクロホスナトリウム
Triclofos Sodium

商品名……トリクロリール

形状と規格単位 シロップ　10%

適応………脳波，心電図，MRI等の検査のための鎮静
用法用量…20～80mg（0.2～0.8mL）/kg/dose，経口．総量2g（シロップとして20mL）を超えないようにする．
薬理作用…トリクロルエタノールに加水分解されて催眠作用を発現する．
副作用……呼吸抑制，嗜眠，ふらつき
薬剤相互作用…バルビツール酸誘導体は作用を増強する．
備考………検査で鎮静が必要な場合に用いる．

観察のポイント

効果が不十分な場合に追加投与され，遅れて最大効果となり傾眠が持続することもあるので，十分な観察が必要である．時にペダル漕ぎ様常同運動が起きることがあり，微細発作との鑑別が必要なことがある．
検査終了後に傾眠が長く続く場合は，パルスオキシメーターを装着し，呼吸循環モニタリングを行うことも大切である．

バルプロ酸ナトリウム
Sodium Valproate

商品名……デパケン，バレリン，バルプロ酸ナトリウム

形状と規格単位 シロップ　5%（デパケン，バレリン）
細粒　20%，40%（デパケン）

適応………低酸素性虚血性脳症・頭蓋内出血・その他に伴う難治性の新生児痙攣で，むしろ急性期が過ぎててんかんに移行するもの，ミオクロニー発作

用法用量…20～30mg/kg/日，分2～3，経口

薬理作用…脳内ガンマアミノ酪酸濃度，ドパミン濃度を上昇させ，セロトニン代謝を促進する．この作用からニューロトランスミッター作用を介した脳内抑制系の賦活作用に基づいて抗痙攣作用を発現する．

副作用……傾眠，不眠，肝機能障害，高アンモニア血症，血小板減少，急性膵炎，嘔気・嘔吐

薬剤相互作用…
- イミペネムと併用すると血中濃度が低下する．
- バルビツール酸誘導体，フェニトイン，カルバマゼピンとの併用は血中濃度を下げ作用を減弱する．
- ジアゼパムとの併用は遊離型薬物濃度を上げ，作用を増強する．
- エリスロマイシン，シメチジンとの併用は肝チトクロームP-450による薬物代謝を抑制し，バルプロ酸血中濃度が上昇する．

備考………新生児期の薬物動態は不明である．

観察のポイント

痙攣が抑制されているかどうかを観察する．投与開始1～2週は傾眠がちとなることがあり，哺乳困難を伴うことがあるので注意を要す．

フェニトイン
Phenytoin

商品名……アレビアチン，ヒダントール

形状と規格単位 散剤　10%
アンプル　250mg/5mL（アレビアチン）

適応………低酸素性虚血性脳症・頭蓋内出血・その他に伴う新生児痙攣

用法用量…初回：15～20mg/kg，ゆっくり静注．もし痙攣が止まらなければ20～30分後に同量追加してもよい．
維持量：4～8mg/kg/日，静注あるいは経口投与
生後1週以降：最大8mg/kg，8～12時間毎に

薬理作用…神経膜を安定化し，シナプスの反復刺激後増強を抑制する．抗てんかん作用は発作焦点からのてんかん発射の広がり阻止によるものである．

禁忌………急速静注は心停止の危険性があり，絶対禁忌

副作用……徐脈，血圧低下，眼振，骨髄抑制，歯肉増殖，多毛，肝機能障害

薬剤相互作用…
- ゾニサミド，カルバマゼピン，バルプロ酸は血中濃度を上昇させる．テオフィリン，アミノフィリンはフェニトインの血中濃度を低下させる．
- バルビツール酸誘導体，トランキライザー，抗ヒスタミン薬は相互に作用を増強する．

備考………
- 血中濃度を5～20μg/mLに維持する．半減期10～100時間．血中濃度の上がり方は個人差がきわめて大きい．経口投与での維持は困難
- カテーテルがつまりやすいので専用ルートを使用するか，静注後少量の5%ブドウ糖液でフラッシュ
- フェノバルビタールが無効の際に用いる．

観察のポイント

痙攣の頻度を観察する．徐脈，血圧低下に注意する．

フェノバルビタール ナトリウム
Phenobarbital Sodium

商品名……ノーベルバール，フェノバール，ワコビタール，フェノバルビタール

形状と規格単位 バイアル 250mg（ノーベルバール）
アンプル 100mg/1mL，散剤で10%（フェノバール）
坐剤 30mg（ワコビタール）

適応………低酸素性虚血性脳症・頭蓋内出血・その他に伴う新生児痙攣

用法用量…
- ノーベルバール：①1バイアルを蒸留水5mLで溶解し1mL＝50mgとし，このまま使用も可．②超低出生体重児には①液1mLを生理食塩水9mLで希釈溶解し1mL＝5mgとして使用する場合もある．
  初回：20mg/kg，静注
  維持：2.5～5mg/kg，1日1回，静注
- フェノバール：初回15～20mg/kg/doseを筋注．もし痙攣が止まらなければ30分後に同量追加する．維持量は12時間後から2～5mg/kg/日を筋注あるいは経口投与する．
- 坐剤（ワコビタール）：適応は，新生児においては経口または経管投与ができない場合に限られる．

薬理作用…後シナプス膜の安定化作用と不応期を延長することで伝達を抑制し，反復放電の伝導を低下させる．多シナプス網の反復活動抑制により，過度の興奮の広がりを防ぐとともに，痙攣閾値を上昇させる．GABA受容体，ベンゾジアゼピン系受容体，Clチャネルに働き，Clの透過性を上昇させる．Caチャネルを抑制する．

副作用……呼吸抑制，心筋抑制，筋緊張低下，意識レベルの低下

薬剤相互作用…
- バルプロ酸の肝代謝を抑制するので，作用が増強される．
- カルバマゼピン，テオフィリン，アミノフィリン，

ベラパミルは肝薬物代謝酵素誘導作用のため，作用が減弱する．
- アセタゾラミドとの併用はビタミンD不活化促進により，くる病，骨軟化を起きやすくする．

備考………
- 血中濃度を15～25μg/mLに維持する．
- 低酸素性虚血性脳症に対する脳保護作用，あるいは痙攣重積に対しては40μg/mLまで必要となるため，人工換気下におく．
- 蛋白結合率は20～45%である．

観察のポイント

適正な血中濃度に達しないと痙攣を抑制できない．新生児では半減期が延長するため過剰投与になりやすいので，自発呼吸，瞳孔の大きさ，対光反射などを観察する．
低酸素性虚血性脳症に用いる場合は，大泉門の膨隆や陥凹を観察する．

抱水クロラール
Chloral Hydrate

商品名……エスクレ

形状と規格単位 坐剤 250mg

適応………低酸素性虚血性脳症・頭蓋内出血・その他に伴う難治性の新生児痙攣，鎮静

用法用量…10〜30mg/kg/doseを微温湯に溶解して注腸する．必要なら6〜8時間おきに繰り返す．あるいは坐薬として用いる．最大投与量は50mg/kg/日

薬理作用…大脳皮質に作用し，中枢抑制・催眠作用ならびに抗痙攣作用を示す．生体内でトリクロロエタノールに変化し，これが活性物質として中枢抑制作用を示すが，抱水クロラール自体にも中枢抑制作用があり，投与直後の作用は本剤によるもので，その後の作用がトリクロロエタノールによるものである．

副作用……過敏症，粘膜損傷

薬剤相互作用…フェノチアジン誘導体，バルビツール酸誘導体などの中枢神経抑制薬は相互に作用を増強する．

備考………静注困難な痙攣重積に用いる．

観察のポイント

坐薬は使用後5分ほどで効果が発現するので，痙攣が消失していくことを確認する．投与から30分〜1時間で逆に興奮し，せん妄，不安状態に陥ることがあるので十分に観察する．
脳波，MRIなどの検査の際に用いられるが，過量となって6〜8時間目覚めないことがあるので，睡眠状態の観察も大切である．
呼吸抑制が起きることがあるのでパルスオキシメーター等でモニタリングを行う．

ホスフェニトイン ナトリウム水和物
Fosphenytoin Sodium Hydrate

商品名……ホストイン

形状と規格単位 バイアル　750mg/10mL

適応………てんかん重積状態，脳外科手術または意識障害（頭部外傷等）時のてんかん発作の発現抑制，フェニトインを経口投与しているてんかん患者における一時的な代替療法

用法用量…日本では2歳未満では保険適用がない．以下，参考として2歳以上の投与量を記載

てんかん重積状態

- 初回：22.5～30mg/kgを静脈内投与，投与速度は3mg/kg/分を超えないこと
- 維持：3～6mg/kg，12時間毎に静脈内投与，投与速度は1mg/kg/分を超えないこと

脳外科手術または意識障害（頭部外傷等）時のてんかん発作の発現抑制

- 初回：15～18mg/kg/日を静脈内投与，投与速度は1mg/kg/分を超えないこと
- 維持：5～7.5mg/kg/日を1回または分割で静脈内投与，投与速度は1mg/kg/分を超えないこと

フェニトインを経口投与しているてんかん患者における一時的な代替療法

- 経口フェニトインの1日投与量の1.5倍量を1日1回または分割にて静脈内投与する．投与速度は1mg/kg/分を超えないこと

薬理作用…フェニトインのプロドラッグであり，静注後に組織のアルカリフォスファターゼによって加水分解され活性化するフェニトインに変化する．

副作用……中毒性表皮壊死融解症（TEN），Stevens Johnson症候群，再生不良性貧血，肝機能障害，急性腎不全，

心停止，呼吸停止

薬剤相互作用…・テオフィリン，アミノフィリン：フェニトイン，テオフィリンの血中濃度が低下することがある．
・バルプロ酸，カルバマゼピン：フェニトインの血中濃度を上昇もしくは低下することがある．これらの薬剤の血中濃度が低下する．

備考………フェニトインと比べ組織への影響が少ない．

観察のポイント

心停止や呼吸停止を起こすことがあるので，呼吸・心拍のモニタリングを行う．

ミダゾラム
Midazolam

商品名……ドルミカム，ミダゾラム，ミダフレッサ

形状と規格単位 アンプル　10mg/2mL（ドルミカム，ミダゾラム）
バイアル　10mg/10mL（ミダフレッサ）

適応………麻酔導入に用いるが，鎮静，入眠，筋弛緩にも用いる．
低酸素性虚血性脳症・頭蓋内出血・その他に伴う難治性の新生児痙攣
てんかん重積状態（ミダフレッサのみ）

用法用量…麻酔導入時　0.1〜0.3mg/kgを静注
人工換気中の鎮静時　0.1〜0.5mg/kg/時で持続静注
てんかん重積
- 0.15mg/kgを静脈内投与．1mg/分を目安とする．追加投与する場合は0.1〜0.3mg/kgの範囲で（総量は0.6mg/kgを超えないこと）
- 0.1mg/kg/時で持続静脈内投与．必要に応じて0.05〜0.1mg/kg/時ずつ，0.4mg/kg/時まで増量可
- 0.2〜0.3mg/kg点鼻投与（適用外の使用法）

薬理作用…抑制系のGABAニューロンのシナプス後膜にある，ベンゾジアゼピン系受容体にアゴニストとして高い親和性を持つ．そのため，結合してGABA親和性を増大させ，GABAニューロンの作用を特異的に増強する．ベンゾジアゼピン系受容体への親和性はジアゼパムの約2倍である．

副作用……無呼吸，呼吸停止，舌根沈下，心室性頻脈，血圧低下，悪性症候群

薬剤相互作用…
- フェノチアジン誘導体，バルビツール酸誘導体，麻薬性鎮痛薬などの中枢神経抑制薬は作用を増強する．
- ベラパミル，エリスロマイシン，シメチジンは本剤の代謝を阻害して血中濃度が上昇する．

備考………
- 作用発現は早いが，効果の持続時間は短い．半減期は約1.8時間
- 著しい血圧低下，痙攣発作が起きることがあるので，急速静注してはいけない．
- 新生児痙攣に即効性があり，有効性も高い．
- ミダフレッサとその他の製剤の濃度が異なるため注意が必要
- 点鼻は静脈路の確保が困難な場合．点鼻に使用できるのはドルミカムまたはミダゾラムである（ミダフレッサは希釈されており不適）．

観察のポイント

静注後直ちに効果が発現するので，痙攣がおさまっていくかを観察する．
呼吸抑制が起きることがあるので呼吸を，血圧低下を来すことがあるので心電図・血圧をモニターする．
効果の持続が短いので，痙攣の再出現を観察する．

レベチラセタム
Levetiracetam

商品名……イーケプラ

形状と規格単位 バイアル　500mg/5mL
ドライシロップ　50%

適応………てんかん重積状態（生後3歳未満は適応なし）

用法用量…初回：60mg/kg/dose
維持量：10mg/kg/dose，1日2回経口または静注投与
症状により30mg/kg/doseまで増量可
静注は15分以上かけて投与

薬理作用…神経終末のシナプス小胞蛋白質2A（SV2A）と結合することが知られている．SV2Aに対する結合親和性と各種てんかん動物モデルにおける発作抑制作用との間には相関が認められることから，レベチラセタムとSV2Aの結合が発作抑制作用に寄与しているものと考えられている．

副作用……傾眠，好中球減少，白血球減少，QT延長，中毒性表皮壊死融解症（TEN），薬剤過敏症症候群，肝障害，膵炎，横紋筋融解，急性腎障害，悪性症候群，離脱症候群，血圧上昇

薬剤相互作用…特になし

備考………
- 肝障害，腎障害を有する場合には投与量を調整する必要がある．
- 点滴静注は経口投与ができない場合に使用する．
- 強直性間代性発作に対しては他剤との併用療法が必要

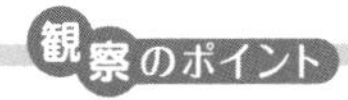

意識状態の変化をよく観察する必要がある．

ロラゼパム
Lorazepam

商品名……ロラピタ

形状と規格単位 バイアル　2mg/1mL

適応………てんかん重積状態（生後3カ月未満は適応なし）

適用外使用…鎮静

用法用量…0.05～0.1mg/kg/dose，ゆっくり静注
痙攣が続くときは5分あけて再投与可
新生児では0.2または0.4mg/mLの希釈が望ましい．

薬理作用…抑制系であるGABAニューロンのシナプス後膜にあるベンゾジアゼピン系受容体に，アゴニストとして高い親和性を持つ．そのため，結合してGABA親和性を増大させ，GABAニューロンの作用を特異的に増強する．

禁忌………
- 早産児（添加物としてベンジルアルコールを含んでいるため）
- 重症筋無力症の患者

副作用……呼吸抑制，意識障害，血管炎，黄疸の増強

薬剤相互作用…
- 麻薬を含む中枢神経抑制薬との併用で過鎮静に陥る可能性がある．
- ダントロレンナトリウムとの併用で筋弛緩作用を増強させる．
- バルプロ酸との併用で本剤の半減期が延長する．

備考………腎不全や肝不全がある場合に投与は推奨されない．

観察のポイント

ベンジルアルコールによる中毒症状（あえぎ呼吸，痙攣）がみられることがあるため，同症状には注意する．

6

鎮痛・鎮静薬

鎮痛薬

麻薬性鎮痛薬

麻薬拮抗薬

アセトアミノフェン

Acetaminophen

商品名……カロナール，アンヒバ，アルピニー，アセリオ，アセトアミノフェン等

形状と規格単位　散剤　20%，50%（カロナール，アセトアミノフェン等）
坐剤　50mg，100mg（アンヒバ，アルピニー等）
静注用バイアル　1,000mg（アセリオ）

適応………疼痛緩和，解熱

用法用量…
- 内服・坐剤：10～15mg/kg，投与間隔は4～6時間以上，60mg/kg/日まで
- 静注：7.5mg/kgを15分かけて，投与間隔は4～6時間以上，30mg/kg/日まで

薬理作用…解熱作用は視床下部の体温調節中枢への作用，鎮痛作用は視床と大脳皮質に作用し痛覚閾値を下げる．

副作用……低体温，肝障害，血小板減少

薬剤相互作用…
- ワーファリンとの併用で抗凝固作用が増強されることがある．
- カルバマゼピン，フェノバルビタール，フェニトインの長期投与者でアセトアミノフェンの血中濃度減少が見られることがある．

備考………静注製剤は内服が困難な時のみ使用のこと

観察のポイント

投与量によっては低体温となるため，体温に注意する．
血小板減少が認められることがあるため出血斑の有無の観察を行う．
心拍の変動減少，啼泣の減少，体動の減少は痛みの軽減の指標となるため，同項目の観察を行う．

デクスメデトミジン 塩酸塩
Dexmedetomidine Hydrochloride

商品名……プレセデックス，デクスメデトミジン

形状と規格単位 バイアル　200μg/2mL

適応………集中治療における人工呼吸中，離脱後の鎮静

用法用量…Loading量：0.05～0.2μg/kg，10～20分かけて静注
0.05～0.6μg/kg/時の範囲で持続静注
生理食塩水で4μg/mL以下に希釈して投与

薬理作用…脳内青斑核内の中枢性α_2アドレナリン受容体を介して大脳皮質等の上位中枢の興奮，覚醒レベル上昇を抑制することにより鎮静作用を発現する．脊髄侵害受容ニューロンのα_2受容体に作用することにより鎮痛作用を発現する．

副作用……重大な副作用としては，低血圧，高血圧，徐脈，心室細動，心停止，低酸素症，呼吸抑制
そのほか嘔吐，無気肺，凝固異常，血小板減少，肝機能異常，乏尿，心電図異常

薬剤相互作用…
- ベンゾジアゼピン系鎮静薬，麻酔薬，中枢神経抑制薬との併用は鎮静・鎮痛作用を増強するため，投与速度を下げる等，慎重に投与を行うこと
- アムホテリシンB，ジアゼパムと配合変化を生じるため，混合しないこと

備考………
- 小児，新生児での安全性は確立していない（使用経験が少ない）．心疾患術後の新生児に約3日間の投与を行った臨床研究では安全に使用できている．
- 0.7μg/kg/時を超えると副作用が増加するため，これを超えないこと．急速静注は禁止
- 呼吸抑制を来すことがあるため，呼吸管理を行うか，直ちに呼吸管理を行える状態で使用する．
- 徐脈性不整脈がある場合は使用を控えるほうがよい．

●鎮痛薬

- 24時間以上持続静注を行った場合には，離脱症状を予防するため漸減すること
- 肝障害を有する場合には，減量して使用のこと

観察のポイント

呼吸，血圧，心拍の観察を行う．
心電図モニターの波形に注意する．
腹部膨満，嘔吐など消化器症状に注意する．

フェンタニル クエン酸塩
Fentanyl Citrate

商品名……フェンタニル

形状と規格単位 アンプル　0.1mg/2mL

適応………苦痛を伴う処置，人工換気中のファイティングに対する鎮痛・鎮静

用法用量…単回：0.5～3.0μg/kgをゆっくり静注，2～4時間毎に繰り返し投与可
持続：0.5～2.0μg/kg/時で持続静注

薬理作用…中枢性の鎮痛作用を持つ．鎮痛作用はモルヒネの約200倍ある．作用は静注後直ちに出現する．

副作用……呼吸抑制・無呼吸，血圧低下，傾眠，嘔吐

薬剤相互作用…バルビツール酸誘導体，麻薬性鎮痛薬などの中枢神経抑制薬は作用を増強する．

備考………
- 呼吸抑制は静注後2～3分で出現して7～8分持続し，ナロキソン塩酸塩®，ロルファン®により拮抗される．
- 尿閉を来すため，尿道カテーテルの留置を検討する．
- 持続静注では速やかに耐性が生じる．

観察のポイント

使用中は呼吸抑制が起きるので，呼吸・心拍モニターを必ず行う．
急速に静注すると筋強直が見られ，換気不全になることがある．

モルヒネ塩酸塩水和物
Morphine Hydrochloride Hydrate

商品名……アンペック注，モルヒネ塩酸塩注射液

形状と規格単位　アンプル　10mg/1mL，50mg/5mL

適応………苦痛を伴う処置，人工換気中のファイティングに対する鎮痛・鎮静
麻薬依存症の母親から出生した児の禁断症状予防

用法用量…単回：50〜200μg/kgを30分かけて静注．4時間毎に繰り返し投与可
持続：初回100μg/kgを2時間かけて静注，10〜20μg/kg/時で維持

薬理作用…運動中枢や知覚にほとんど影響を与えない用量で，痛覚低下，呼吸・咳嗽中枢を強く抑制する．大量では催眠作用がある．

副作用……薬物依存性，呼吸抑制，麻痺性イレウス，気管支攣縮，喉頭浮腫，尿閉

薬剤相互作用…中枢神経抑制薬，β遮断薬は，相加的抑制作用により呼吸抑制，低血圧，顕著な鎮静，昏睡を起こす．

備考………消化管平滑筋を収縮し，胃および腸管の運動を抑制する．胃液，胆汁，膵液を減少させる．尿閉を来すため，尿道カテーテルの留置を検討する．

観察のポイント

呼吸抑制が起きるので，呼吸・心拍モニターを必ず行う．
腸蠕動を抑制するため残渣の増加や腹部膨満症状に注意する．
母親が麻薬依存である場合には，振戦，多動，痙攣，哺乳障害，下痢，嘔吐，無呼吸，チアノーゼ，発汗，流涙などの禁断症状に注意する．

ナロキソン 塩酸塩
Naloxone Hydrochloride

商品名……ナロキソン塩酸塩

形状と規格単位 アンプル 0.2mg/1mL

適応………麻薬による呼吸抑制ならびに覚醒遅延の改善

用法用量…0.1mg/kgを静注または気管内投与．効果不十分な場合は3～5分あけて同量を追加投与
循環が保たれている場合には筋注での投与も可

薬理作用…オピオイド受容体において麻薬性鎮痛薬の作用を競合的に拮抗することにより，これらの薬剤に起因する呼吸抑制等の作用を改善する．

副作用……新生児領域では短期的副作用は認められていない．

薬剤相互作用…アルカリ製剤との混注は不可

備考………麻薬依存患者および麻薬依存またはその疑いのある母親から生まれた新生児は，急性退薬症候を来す可能性があるため，本剤の投与は避けたほうがよい

観察のポイント

半減期の長い麻薬では無呼吸が再発する可能性があるため，呼吸・心拍モニターで観察を継続すること

7

筋弛緩薬

非脱分極性麻酔用筋弛緩薬

筋弛緩回復剤

痙性麻痺緩解薬，筋緊張改善薬，抗痙縮薬

ベクロニウム臭化物
Vecuronium Bromide

商品名……ベクロニウム

形状と規格単位 アンプル 4mg
バイアル 10mg

適応………麻酔時の筋弛緩，気管挿管時の筋弛緩

用法用量…初回量：0.1（0.03～0.15）mg/kg/dose，静注
必要に応じて（1～2時間毎）追加投与：0.02～0.04mg/kg/dose
持続投与：1μg/kg/分前後，持続静注

薬理作用…神経筋接合部のニコチン受容体に対してアセチルコリンと競合し，受容体を占拠することで神経から筋への興奮伝導を遮断する．

禁忌………重症筋無力症，筋無力症候群の患者への投与

副作用……遷延性呼吸抑制，横紋筋融解症

薬剤相互作用…
- K排泄型利尿薬，アミノグリコシドと併用すると，本剤の筋弛緩作用が増強されることがある．
- 塩化Ca製剤，塩化K製剤と併用すると，本剤の作用が減弱することがある．

備考………
- 迷走神経遮断作用，交感神経遮断作用がほとんどなく，心血管系に影響が出にくい．
- 本剤に特異的ではないが，非脱分極性筋弛緩薬を呼吸管理目的として長期投与された重症の新生児，乳児に難聴を生じたという報告がある．
- 新生児や乳児では成人に比べ高い感受性を示す．
- 呼吸循環管理に十分な知識･経験を持つ医師のもと，鎮痛・鎮静剤と併用して使用すること

観察のポイント

人工呼吸管理下で鎮痛・鎮静剤を併用して使用するため，呼吸，心拍，血圧の変動に注意する．

ロクロニウム臭化物
Rocuronium Bromide

商品名……エスラックス，ロクロニウム臭化物

形状と規格単位 バイアル 25mg/2.5mL，50mg/5mL

適応………麻酔時の筋弛緩，気管挿管時の筋弛緩

用法用量…
- 気管挿管時：0.45～0.6mg/kg/dose，静注．必要に応じ0.1～0.2mg/kg/doseを追加静注（挿管用量の上限は0.9mg/kgまで．生後28日までの児では効果が長期に続き，生後28日～3か月の児では効果が短時間となる）
- 重症児の鎮静：7μg/kg/分，持続静注．年齢・症状に応じて適宜増減する．

薬理作用…神経筋接合部のニコチン受容体に対してアセチルコリンと競合し，受容体を占拠することで神経から筋への興奮伝導を遮断する．

禁忌………「小児麻酔ガイドライン」では重症筋無力症・筋無力症候群の患者への投与は禁忌

副作用……遷延性呼吸抑制，横紋筋融解症，気管支痙攣

薬剤相互作用…
- K排泄型利尿薬，アミノグリコシドと併用すると，本剤の筋弛緩作用が増強されることがある．
- 塩化Ca製剤，塩化K製剤と併用すると，本剤の作用が減弱することがある．

備考………
- 小児への投与時，50～80%に血管痛を生じた．
- フロセミドなどの塩基性薬物と混合すると沈殿を生じる．他にセファゾリン，バンコマイシン，メチルプレドニゾロン，ハイドロコルチゾン，ドパミンなどと混注しないようにする．
- 本剤に特異的ではないが，非脱分極性筋弛緩薬を呼吸管理目的として長期投与された重症の新生児，乳児に難聴を生じたという報告がある．
- 呼吸循環管理に十分な知識·経験を持つ医師のもと，

●非脱分極性麻酔用筋弛緩薬

鎮痛・鎮静剤と併用して使用すること

観察のポイント

人工呼吸管理下で鎮痛・鎮静剤を併用して使用するため，呼吸，心拍，血圧の変動に注意する．

スガマデクス ナトリウム
Sugammadex Sodium

商品名……ブリディオン

形状と規格単位 バイアル 200mg/2mL，500mg/5mL

適応………ロクロニウム臭化物またはベクロニウム臭化物による筋弛緩状態からの回復

用法用量…
- 筋弛緩状態によって2～4mg/kg/doseを静注
- ロクロニウム臭化物の挿管用量投与直後の緊急に筋弛緩状態から回復を必要とする場合は，ロクロニウム臭化物投与3分後を目安に1回16mg/kg/doseを静注

薬理作用…ロクロニウム臭化物，ベクロニウム臭化物に対して非常に高い親和性を有し，筋弛緩作用を阻害する.

副作用……頻度は不明だが重篤なものとして心室細動，心室頻拍，高度徐脈などの不整脈がある.

備考………
- 新生児手術後のロクロニウム，ベクロニウム投与による筋弛緩状態回復のために使用することがある.
- 投与後数分で自発呼吸が再開する.

観察のポイント

筋弛緩状態の回復があるかを観察する．有効であれば自発呼吸が認められるようになる.

エペリゾン 塩酸塩

Eperisone Hydrochloride

商品名……ミオナール，エペリゾン塩酸塩

形状と規格単位
散剤　10%顆粒（ミオナールのみ）
錠剤　50mg

適応………脳血管障害，脳性麻痺，筋萎縮性側索硬化症などによる痙性麻痺

用法用量…2～5mg/kg/日，分3

薬理作用…
- 骨格筋の筋緊張亢進を緩和し，脊髄の単および多シナプス両反射に対して抑制作用を示す．また中枢性の固縮を抑制して筋弛緩を得る．
- 血管拡張作用があり，血流が改善する．
- 随意運動を円滑化する．
- 脊髄で鎮痛作用があり，疼痛反射を抑制する．

副作用……脱力感，肝機能異常．重篤なものに中毒性表皮壊死融解症（TEN），Stevens-Johnson症候群がある．

観察のポイント

筋緊張低下や眠気から傾眠となり，栄養摂取に支障を来すことがあるため，睡眠パターン，筋緊張などを観察する．

ダントロレン ナトリウム水和物
Dantrolene Sodium Hydrate

商品名……ダントリウム

形状と規格単位 カプセル 25mg
バイアル（静注用） 20mg

適応………痙性麻痺，全身こむら返り症，麻酔時の悪性高熱症

用法用量…痙性麻痺，全身こむら返り症
0.5～1mg/kgで投与を開始し，徐々に増量して維持量を決定する．最大3mg/kg/日
麻酔時の悪性高熱症
- 急性期：1mg/kg，静注．症状が改善しなければ追加投与（最大合計投与量10mg/kg）
- 急性期後：1mg/kg，4～6時間毎，最低24時間継続すること

薬理作用…骨格筋の興奮－収縮連関に直接作用し，筋小胞体からのCaイオン遊離機構を抑え，トロポニンへの結合Caイオンを減少させ，筋弛緩作用を発現する．

禁忌………肝疾患または著しく心肺機能の低下している患者

副作用……肝機能障害，脱力感，筋力低下，呼吸抑制

薬剤相互作用…
- ベンゾジアゼピン系薬剤との併用で作用が増強される．
- Ca拮抗薬との併用では，高カリウム血症の頻度が増加する．

観察のポイント

痙性麻痺に対して使用する場合，筋緊張低下から栄養摂取に支障を来すことがあるため，睡眠パターン，筋緊張などを観察する．

チザニジン 塩酸塩

Tizanidine Hydrochloride

商品名……テルネリン，モトナリン，チザニジン

形状と規格単位	
顆粒	0.2%（テルネリンのみ）
錠剤	1mg

適応………脳血管障害，脳性麻痺などによる痙性麻痺

用法用量…0.05～0.2mg/kg/日，分3

薬理作用…中枢性のアドレナリンα_2作動効果を有し，脊髄および脊髄上位中枢に作用し脊髄多シナプス反射を抑制することで筋緊張緩和作用を呈する．

禁忌………重篤な肝障害のある患者

副作用……眠気，口渇，脱力感，肝機能障害，血圧低下

薬剤相互作用…
- 降圧薬と併用すると降圧作用が増強される．
- 中枢神経抑制薬と併用すると相互に作用が増強される．

備考………投与初期に急激な血圧低下が現れることがあるため注意すること

観察のポイント

投与初期には血圧の変動に注意する．
傾眠傾向となり，栄養摂取に支障を来すことがあるため，睡眠パターン，筋緊張などを観察する．

バクロフェン
Baclofen

商品名……ギャバロン，リオレサール

形状と規格単位 錠剤　5mg，10mg

適応………脳血管障害，脳性麻痺，筋萎縮性側索硬化症などによる痙性麻痺

用法用量…0.2～0.5mg/kg，分3，症候をみながら増量
【小児用量】初回量として5mgを1日1～2回に分けて投与し，症状を観察しながら標準用量に達するまで2～3日毎に増量（標準用量：4～6歳5～15mg/日，7～11歳5～20mg/日，12～15歳5～25mg/日，分2～3）

薬理作用…バクロフェンはγアミノ酪酸（GABA）の誘導体であり，神経筋接合部や筋紡錘に影響を及ぼさず，脊髄の単シナプスおよび多シナプス両反射に対して選択的な抑制作用を示すことで運動ニューロンの活性を低下させる．

副作用……眠気，悪心，食欲低下．重篤なものに意識障害，呼吸抑制がある．

薬剤相互作用…降圧薬，中枢神経抑制薬と併用すると相互に作用が増強される．

備考………長期連用中に急に中止するとせん妄や痙攣発作を発症した報告がある．投与中止する場合は徐々に減量する．

観察のポイント

傾眠傾向となり，栄養摂取に支障を来すことがあるため，睡眠パターン，筋緊張などを観察する．

8

脳浮腫治療薬

頭蓋内圧亢進・頭蓋内浮腫治療剤

脳圧降下・浸透圧利尿剤

濃グリセリン

Glycerin

商品名……グリセオール，グリセリン，グリセノン，グリセレブ，グリポーゼ，ヒシセオール

形状と規格単位 バイアルまたはバッグ　20g/200mL，30g/300mL，50g/500mL

適応………頭蓋内圧亢進，頭蓋内浮腫の治療

用法用量…5～10mL（0.5～1g）/kg/doseを1～2時間かけて点滴静注，6～8時間毎

薬理作用…浸透圧勾配により細胞内から水を引くことで，脳浮腫を軽減する．グリセリンは代謝されて水と炭酸ガスとなるため，腎への負荷が少ない．

禁忌………先天性のグリセリン，フルクトース代謝異常の患者

副作用……低血糖，高乳酸血症，血清Na値異常，頭蓋内出血

備考………

- 食塩0.9%，果糖5%を含んでいる．
- 新生児に投与する際には血糖値，乳酸値を測定し糖新生系の異常がないことを確認する．
- 脳圧低下作用はD-マンニトールより強く，利尿作用は弱いため電解質異常，腎障害の頻度が低い．
- 乏尿時，頭蓋内出血急性期は使用を避ける．
- 注入速度が速いほど脳圧降下は著しいが，それだけ脳出血などの副作用の頻度も増すため，低出生体重児には時間をかけて静注する．

観察のポイント

脳浮腫による頭蓋内圧を低下させる目的で使用するため，大泉門の緊張度，痙攣，対光反射などを継時的に観察する．特に意識状態の観察は重要である．
容量負荷となるため，血圧，心拍などをモニターする．
高張液なので血管外に漏出すると組織壊死を来すため，刺入血管周囲の皮膚の発赤などに注意する．

D-マンニトール

D-Mannitol

商品名……マンニットール，マンニットT

形状と規格単位	
バイアル20%製剤	60g/300mL（マンニットール）
バッグ15%製剤	75g/500mL（マンニットT）

適応………脳圧降下および脳容積の縮小を必要とする場合

用法用量…0.25g/kg/doseを30分以上かけて点滴静注，必要に応じて6～8時間毎に投与

薬理作用…高張液の利尿作用により脳脊髄液圧を降下させ，脳内容積を減じる．細胞外液にだけ拡散され，ほとんど代謝されない．浸透圧利尿を起こす．

禁忌………頭蓋内出血急性期の患者

副作用……急性腎不全，電解質異常，高浸透圧血症，代謝性アシドーシス，頭蓋内出血

備考………
- 脳圧低下作用は濃グリセリンより弱い．
- 利尿作用が強いため循環血液量が減少している患者では注意を要する．

観察のポイント

脳浮腫による頭蓋内圧を低下させる目的で使用するため，大泉門の緊張度，痙攣，対光反射などを継時的に観察する．特に意識状態の観察は重要である．
容量負荷となるため，血圧，心拍などをモニターする．
高張液なので血管外に漏出すると組織壊死を来すため，刺入血管周囲の皮膚の発赤などに注意する．

9

血液凝固薬・抗凝固薬・血栓溶解薬

血液凝固薬（献血）

抗凝固薬

血栓溶解薬

血友病製剤

乾燥濃縮人アンチトロンビンⅢ

Human anti-thrombin Ⅲ，Freeze-dried concentrated；AT- Ⅲ

商品名……アンスロビンP，ノイアート

形状と規格単位　バイアル　500国際単位，1,500国際単位

適応………先天性アンチトロンビンⅢ欠乏症に基づく血栓形成傾向，アンチトロンビンⅢ低下を伴う播種性血管内凝固症候群（DIC）

用法用量…先天性アンチトロンビンⅢ欠乏に基づく血栓形成傾向
20～60国際単位/kg，1日1回
DIC　40～60国際単位/kg，1日1回
30～60分かけて静注

薬理作用…
- トロンビン活性に対して濃度依存的に阻害作用を発揮する.
- 凝固亢進に対して，ヘパリンと複合体を形成することで作用が即時的になる.
- 1国際単位/kgの投与によりアンチトロンビンⅢ活性が1%上昇する.

副作用……アナフィラキシー様ショック，発疹，肝機能障害

薬剤相互作用…
- ヘパリンナトリウムと併用すると出血が助長される場合がある.
- トロンボモデュリン製剤との併用で抗凝固作用が相加的に作用する.

備考………ヒト血液を原料とした血漿分画製剤である.

観察のポイント

重症度の高い状況が予想されるため，出血傾向の有無だけでなく，心拍数・血圧などのバイタルサインにも注意する.

アンチトロンビン ガンマ

Anti-Thrombin Gamma

商品名……アコアラン

形状と規格単位 バイアル 600国際単位（12mLで希釈するため50国際単位/1mL）

適応………先天性アンチトロンビンⅢ欠乏に基づく血栓形成傾向，アンチトロンビンⅢ低下（正常の70%以下）を伴う播種性血管内凝固症候群（DIC）

用法用量…先天性アンチトロンビンⅢ欠乏に基づく血栓形成傾向 24～72国際単位/kg，1日1回
DIC 36国際単位/kg，1日1回，状態により適宜増減（1日72国際単位/kgを超えないこと）

薬理作用…トロンビン，活性型第Ⅹ因子，第Ⅻ因子，第Ⅸ因子，第Ⅺ因子等と複合体を形成することで，これらの血液凝固因子の活性を阻害すると推察されている．

副作用……肝機能異常，消化管出血，皮下出血

薬剤相互作用…トロンボモジュリンアルファとの併用で凝固作用が相加的に作用する．

備考………
- アンチトロンビン活性を含む血液凝固検査などの出血管理を十分行いつつ使用する．
- 少なくとも2日以上使用してその効果を判定し，使用の継続を判断する．
- 原則として他剤との混合注射は避ける．

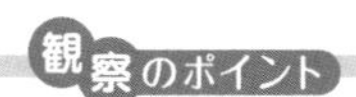

主にDIC治療で使用されるため，新たな出血傾向，出血病変の出現有無を注意深く観察する．

ガベキサート メシル酸塩
Gabexate Mesilate

商品名……エフオーワイ，ガベキサートメシル酸塩

形状と規格単位 バイアル　100mg

適応………播種性血管内血液凝固症候群（DIC）

用法用量…1mg/kg/時で持続静注．必要に応じて2mg/kg/時まで増量
（1日投与量が39mg/kgを越えないようにする）

薬理作用…血液凝固系に対して阻害作用を有し，アンチトロンビンⅢの存在を必要とせずトロンビンおよび活性型第Ⅹ因子を阻害するとともに血小板凝集を抑制し，DICに効果を認める．ADP，トロンビン，コラーゲンによるヒト血小板の凝集を抑制する．

副作用……血管痛，静脈炎，皮膚壊死，血圧低下，出血傾向，顆粒球減少，高カリウム血症

薬剤相互作用…他の注射用薬剤と混和すると，混濁などの配合変化を起こす．

備考………
- 高濃度の薬剤のため血管内壁を障害し，静脈炎や硬結，潰瘍，壊死を起こすことがあるため，末梢静脈から投与する場合は，0.2%以下（100mg/50mL）に希釈して投与する．
- 中心静脈からの投与が安全である．

観察のポイント

DICに対する観察を行う．採血部の止血困難などに注意する．静脈炎を起こすことがあるため，刺入血管に沿った皮膚，カテーテル先端部の皮膚の観察を注意深く行う．

トロンボモデュリン アルファ

Thrombomodulin Alfa

商品名……リコモジュリン

形状と規格単位 バイアル　12,800単位

適応………播種性血管内凝固症候群（DIC）

用法用量…380単位/kgを約30分かけて点滴静注，1日1回
重篤な腎障害のある場合は，130単位/kgに減量

薬理作用…トロンビンによるプロテインCの活性化を促進する．生成した活性化プロテインCは活性化第Ⅴ因子および活性化第Ⅷ因子を不活化することによってトロンビンの生成を抑制し，血液凝固系の活性化を阻害する．トロンビンの生成阻害作用に基づいた抗凝固作用により，DICの発症を抑制する．

禁忌………頭蓋内出血，肺出血，消化管出血（継続的な出血）などの明らかな出血傾向のある患者

副作用……肝機能障害，カテーテル留置部位出血，尿沈渣赤血球，頭蓋内出血，肺出血，消化管出血

薬剤相互作用…
- 抗凝固剤併用で，抗凝固作用が相加される．
- 血栓溶解剤併用で，出血傾向が増強する．

備考………
- 血管侵襲はほとんどなく末梢静脈ラインからの投与可，単独ルートでなくてもよい．
- 輸液内（中心静脈栄養の場合など）のヘパリン含有に関しては許容される．
- 7日間以上投与した場合の有効性，安全性は確立しておらず，漫然と投与しないこと

観察のポイント

DIC治療で使用されるため，新たな出血傾向，出血病変の出現有無を注意深く観察する．

ナファモスタット メシル酸塩
Nafamostat Mesilate

商品名……フサン，ロナスタット，コアヒビター，ナファモスタット，ナファモスタットメシル酸塩

形状と規格単位 バイアル　10mg，50mg

適応………播種性血管内凝固症候群（DIC）
出血性病変または出血傾向がある患者の血液体外循環時の還流血液の凝固防止

用法用量…DIC　0.06～0.2mg/kg/時，持続静注
血液体外循環時の還流血液の凝固防止　体外循環開始に先立ち20mgを生理食塩水500mLに溶解した液で血液回路内の洗浄・充填を行い，体外循環開始後は0.4～1.0mg/kg/時で5%ブドウ糖注射液に溶解し，抗凝固薬注入ラインから持続注入

薬理作用…トロンビン，活性型凝固因子（XIIa，Xa，VIIa），カリクレイン，プラスミン，補体（C1r，C1s），トリプシン等の蛋白分解酵素を強力に阻害し，ホスホリパーゼA_2に対しても阻害作用を示す．トロンビンに対する阻害作用は，ATⅢを介さずに発現する．

副作用……高カリウム血症，低ナトリウム血症，肝機能障害，血小板減少，白血球減少

備考………
- 調整時は必ず5%ブドウ糖注射液または注射用水をバイアルに加え，完全に溶解した後使用すること（生理食塩水および無機塩類を含有する溶液で溶解すると，白濁あるいは結晶を析出する場合がある）
- AN69（ポリアクリルニトリル）膜への吸着性が高いため，同膜を利用した人工透析器を使用中は本剤の使用を避ける．
- 薬剤が血管外に漏出すると炎症または壊死を起こすことがある．
- ガベキサートを改良して開発した製剤である．

観察のポイント

DICに対する観察を行う．採血部の止血困難などに注意する．電解質異常が起こる場合があるため，心電図モニターの波形に注意する．

ヘパリンナトリウム
Heparin Sodium

商品名……ヘパリンナトリウム，ヘパリンNa

形状と規格単位　アンプル　10,000単位/10mL

適応………播種性血管内凝固症候群（DIC）
血栓塞栓症の治療と予防
血管カテーテル挿入時の血液凝固の予防

用法用量…DIC　30～50単位/kgを5～10分で静注後，15～20単位/kg/時で持続点滴静注
血栓塞栓症　75単位/kgを10分で静注後，28単位/kg/時で持続点滴静注
血管カテーテルの血液凝固予防　0.5～1.0単位/mLの濃度になるように輸液に混和

薬理作用…ヘパリンがアンチトロンビンⅢ（ATⅢ）と特異的に結合することにより活性化され，トロンビンをはじめ第Ⅸa～Ⅻa因子およびカリクレインを阻害することによって，血液凝固を抑制する．

禁忌………出血している患者（DICを除く），出血する可能性の高い患者，ヘパリン起因性血小板減少症（HIT）の既往，血小板数5万/μL未満の患者

副作用……脳出血，肺出血，消化管出血，血小板減少

薬剤相互作用…他の抗凝固薬や血栓溶解剤（ウロキナーゼなど）との併用で，相加的に出血傾向が増強されることがある．

備考………
- アンチトロンビンⅢが低い場合には抗凝固作用が劣るため，アンチトロンビンⅢ製剤と併用する．特に新生児では，しばしばアンチトロンビンⅢが低い．
- 血栓症治療として使用する場合は投与開始後4時間でAPTTを測定すること．APTTが60～85秒となるように調節する．
- 投与期間は10～14日を超えないこと

観察のポイント

凝固時間を適切にコントロールするのは新生児期には難しいため，採血部位からの出血，止血困難などを観察する．
頭蓋内出血の合併で起こる痙攣，意識障害などの症状が出現しないかを観察する．

ウロキナーゼ

Urokinase

商品名……ウロナーゼ

形状と規格単位 バイアル　6万単位

適応………脳血栓症，末梢動・静脈閉塞症

用法用量…4,000～5,000単位/kgを20分かけて点滴静注．その後4,000～5,000単位/kg/時で持続点滴静注

薬理作用…プラスミノーゲン分子中のアルギニン-バリン結合を加水分解して，直接プラスミンを生成する．生成したプラスミンはフィブリンを分解することにより，血栓および塞栓を溶解する．

禁忌………止血が困難な患者（投与中に脳出血が疑われた場合は直ちに投与を中止する）

副作用……出血性脳梗塞，脳出血，消化管出血，血小板減少

薬剤相互作用…血液凝固阻止作用を有する薬剤（ヘパリンなど），血栓溶解剤との併用で出血の危険性が増大する．

備考………末梢動・静脈閉塞症に対してはヘパリンを対照薬とした比較対照試験において，本剤の有効性および安全性が優れているといわれている．

観察のポイント

新生児期の血栓症はカテーテルトラブルによることが多い．カテーテルトラブル（特に動脈カテーテル）の場合は皮膚色の変化や脈拍の振れ，血圧などをモニターする．投与時も皮膚色や脈拍の触知で血栓が溶解したかどうかを確認する．
出血傾向を来すことがあるため，頭蓋内出血，消化管出血に注意を払う．

◎**血友病製剤**

血友病製剤は遺伝子組換え製剤が開発されて以来，多種の製剤が発売されているが，すべての製剤が入手できる施設は限られている．投与が必要な血友病の新生児がいる場合には，小児血液専門医に相談した上で適切な製剤の投与を行う必要がある．

現在発売されている製剤を下記に示す．各製剤の新生児に対する使用頻度は少ないと考えられるため各製剤それぞれの解説は割愛する．

第Ⅷ因子製剤　商品名	
①血漿由来 • クロスエイト • コンコエイト（vWF含有） • コンファクト（vWF含有）	③遺伝子組換え半減期延長型 • アディノベイト • イロクテイト • ジビイ
②遺伝子組換え型 • アドベイト • エイフスチラ • コバールトリイ • ノボエイト	④インヒビター製剤 • ヘムライブラ

第Ⅸ因子製剤　商品名	
①血漿由来 • クリスマシン • ノバクト	③遺伝子組換え型 • ベネフィクス • リクスビス
②血漿由来第Ⅸ因子複合体製剤 • PPSB-HT	④遺伝子組換え半減期延長型 • オルプロリクス • レフィキシア • イデルビオン

10
造血薬

鉄欠乏性貧血治療薬

ヒト エリスロポエチン製剤

G-CSF 製剤

溶性ピロリン酸第二鉄

Ferric Pyrophosphate, Soluble

商品名……インクレミン

形状と規格単位 シロップ　鉄として6mg/mLを含有（溶性ピロリン酸第二鉄として50mg/mL）

適応………鉄欠乏性貧血

用法用量…
- 低出生体重児：0.3～0.5mL/kg/日（鉄として2～3mg/kg/日），最大1mL/kg/日（鉄として6mg/kg/日）
- エリスロポエチン投与中：0.6～2mL/kg/日（鉄として4～12mg/kg/日）
- 小児：2～4mL/日（鉄として12～24mg/日）

分2～3

薬理作用…食事での摂取と同様に，鉄のほとんどは十二指腸にある小腸刷子縁のレセプターを介して吸収される．

副作用……消化器症状（嘔吐・下痢など）

薬剤相互作用…
- 甲状腺ホルモン製剤の吸収を阻害することで効果を減弱する可能性があるため，投与間隔をあける．
- 制酸剤の併用で鉄剤吸収が阻害される可能性がある．

備考………
- 出生体重1,500g未満：全例投与が推奨される．
- 出生体重1,500g以上：経腸栄養が十分に確立されていれば鉄剤投与は必ずしも必要ではない．
- 低出生体重児・新生児へ投与する場合，少量から開始し，身体の様子をみながら徐々に増量すること
- 極低出生体重児：経腸栄養が100mL/kg/日を超えれば開始可能である．

観察のポイント

嘔吐・下痢などの消化器症状に注意する．
一過性に便が黒色を呈することがある．

エポエチン アルファ
Epoetin Alfa

商品名……エスポー

形状と規格単位 アンプルまたはシリンジ　750国際単位/0.5mL

適応………未熟児貧血（ヘモグロビン濃度12g/dL未満を目安）

適用外使用…脳保護療法（重症新生児仮死など）

用法用量…未熟児貧血　1回200国際単位/kgを週2回皮下投与
- ヘモグロビン濃度が10g/dL前後で臨床症状が安定したと考えられる場合は中止する.
- 貧血症状の程度により適宜増減する.

脳保護　1回1,000国際単位/kgを生後24時間以内に開始．以降，日齢1，2，4，6に投与

薬理作用…後期赤芽球前駆細胞由来のコロニー形成を促進する．高濃度下では前期赤芽球前駆細胞由来のコロニー形成を促進する.

副作用……
- 血圧上昇，好中球減少，黄疸，赤芽球癆
- 脳室内出血または脳実質内出血を有する未熟児への投与は脳内出血を増悪する可能性がある.

備考………
- 未熟児貧血の進行は急激であるため，早期から本剤の投与が望ましく，鉄剤の投与を併用する.
- 投与中にヘモグロビン濃度を含め血算を定期的に観察し，必要以上の造血（ヘモグロビン濃度13g/dL以上）にならないよう十分注意すること
- 脳保護作用についての有効性は議論されている最中であり，最適な投与量は判明していない．代表的なものを一つ用法用量に示した.

観察のポイント

皮下注を行うので，注射部位の出血硬結などに注意する.
血圧上昇が起きることがあるので，血圧をモニターする.

エポエチン カッパ（エポエチンアルファ後続）

Epoetin Kappa

商品名……エポエチンアルファ BS

形状と規格単位　バイアルまたはシリンジ　750国際単位/0.5mL

適応………未熟児貧血（ヘモグロビン濃度12g/dL未満を目安）

適用外使用…脳保護療法（重症新生児仮死など）

用法用量…未熟児貧血　1回200国際単位/kgを週2回皮下投与

- ヘモグロビン濃度が10g/dL前後で臨床症状が安定したと考えられる場合は中止する.
- 貧血症状の程度により適宜増減する.

脳保護　1回1,000国際単位/kgを生後24時間以内に開始. 以降, 日齢1, 2, 4, 6に投与

薬理作用…後期赤芽球前駆細胞由来のコロニー形成を促進する. 高濃度下では前期赤芽球前駆細胞由来のコロニー形成を促進する.

副作用……
- 血圧上昇, 好中球減少, 黄疸, 赤芽球癆
- 脳室内出血または脳実質内出血を有する未熟児への投与は脳内出血を増悪する可能性がある.

備考………
- 未熟児貧血の進行は急激であるため, 早期から本剤の投与が望ましく, 鉄剤の投与を併用する.
- 投与中にヘモグロビン濃度を含め血算を定期的に観察し, 必要以上の造血（ヘモグロビン濃度13g/dL以上）にならないよう十分注意すること
- 脳保護作用についての有効性は議論されている最中であり, 最適な投与量は判明していない. 代表的なものを一つ用法用量に示した.

観察のポイント

皮下注を行うので, 注射部位の出血硬結などに注意する.
血圧上昇が起きることがあるので, 血圧をモニターする.

エポエチン ベータ

Epoetin Beta

商品名……エポジン

形状と規格単位 シリンジ 750国際単位/0.5mL

適応………未熟児貧血（ヘモグロビン濃度12g/dL未満を目安）

適用外使用…脳保護療法（重症新生児仮死など）

用法用量…未熟児貧血 1回200国際単位/kgを週2回皮下投与

- ヘモグロビン濃度が10g/dL前後で臨床症状が安定したと考えられる場合は中止する.
- 貧血症状の程度により適宜増減する.

脳保護 1回1,000国際単位/kgを生後24時間以内に開始. 以降, 日齢1, 2, 4, 6に投与

薬理作用…ヒト由来の天然エリスロポエチンと基本的に差のない構造を有する糖蛋白質性の造血因子であり, 骨髄中の赤芽球系前駆細胞に働き赤血球への分化と増殖を促す.

副作用……
- 血圧上昇, 好中球減少, 黄疸, 赤芽球癆
- 脳室内出血または脳実質内出血を有する未熟児への投与は脳内出血を増悪する可能性がある.

備考………
- 未熟児貧血の進行は急激であるため, 早期から本剤の投与が望ましく, 鉄剤の投与を併用する.
- 投与中にヘモグロビン濃度を含め血算を定期的に観察し, 必要以上の造血（ヘモグロビン濃度13g/dL以上）にならないよう十分注意すること
- 本剤100～400国際単位/kg, 週2回皮下投与による貧血改善効果は用量反応関係が認められ, 400国際単位/kg投与群が最も高かった.
- 脳保護作用についての有効性は議論されている最中であり, 最適な投与量は判明していない. 代表的なものを一つ用法用量に示した.

●ヒト エリスロポエチン製剤

観察のポイント

皮下注を行うので，注射部位の出血硬結などに注意する．
血圧上昇が起きることがあるので，血圧をモニターする．

ナルトグラスチム
Nartograstim

商品名……ノイアップ

形状と規格単位 バイアル 25μg，50μg

適応………先天性・特発性好中球減少症

用法用量…
- 好中球が1,000/mm^3未満：2μg/kgを皮下投与または4μg/kgを静脈投与，1日1回
- 好中球数が5,000/mm^3以上に増加した場合：症状を観察しながら減量または中止する．

薬理作用…好中球前駆細胞から成熟好中球までの細胞に存在する受容体に特異的に結合．前駆細胞の分化・増殖を選択的に促進する．

副作用……発熱，LDH・AST・ALT上昇など

備考………
- 重篤な感染症が原因で好中球減少が発症することが多い．
- 2020年3月末に販売中止

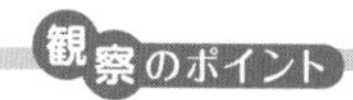

感染兆候の有無の観察が重要である．

フィルグラスチム

Filgrastim

商品名……グラン

形状と規格単位 アンプルまたはシリンジ　75μg/0.3mL

適応………先天性・特発性好中球減少症

用法用量…
- 好中球が1,000/mm^{3}未満：50μg/m^2，皮下投与，1日1回
- 好中球数が5,000/mm^{3}以上に増加した場合：症状を観察しながら減量または中止する．

薬理作用…好中球前駆細胞から成熟好中球までの細胞に存在する受容体に特異的に結合．前駆細胞の分化・増殖を促進し，骨髄中の成熟好中球の末梢血への放出を促進する．

副作用……発熱，LDH・AST・ALT上昇など

備考………重篤な感染症が原因で好中球減少が発症することが多い．

観察のポイント

感染兆候の有無の観察が重要である．

レノグラスチム

Lenograstim

商品名……ノイトロジン

形状と規格単位	バイアル　50μg

適応………先天性・特発性好中球減少症

用法用量…
- 好中球が1,000/mm^{3}未満：2μg/kg，皮下投与または静脈投与，1日1回
- 好中球数が5,000/mm^{3}以上に増加した場合：症状を観察しながら減量または中止する．

薬理作用…好中球前駆細胞から成熟好中球までの細胞に存在する受容体に特異的に結合．前駆細胞の分化・増殖を促進し，骨髄中の成熟好中球の末梢血への放出を促進する．

副作用……発熱，LDH・AST・ALT上昇など

備考………重篤な感染症が原因で好中球減少が発症することが多い．

観察のポイント

感染兆候の有無の観察が重要である．

11
血液製剤

血液成分製剤

血漿分画製剤

新鮮凍結血漿

Fresh-Frozen Plasma；FFP

商品名……新鮮凍結血漿-LR「日赤」

形状と規格単位 120mL製剤，240mL製剤

適応………血液凝固因子の補充（複合性凝固障害で，出血，出血傾向のある患者または手術を行う患者．血液凝固因子の減少症または欠乏症における出血時で，特定の血液凝固因子製剤がないか，または血液凝固因子が特定できない場合）

用法用量…10～20mL/kgを3～6時間で静脈内投与

薬理作用…血液凝固因子の補充

副作用……同種免疫による血漿蛋白・白血球・血小板・赤血球等に対する抗体が産生され，ショック，過敏症等の免疫学的副作用が現れることがある．

備考………
- 輸血は補充療法であって，根治的な療法ではない．
- 融解後は直ちに使用すること．直ちに使用できない場合は，2～6℃で保存し，融解後24時間以内に使用すること．融解後24時間の保存により血液凝固第Ⅷ因子の活性は約3～4割低下するが，その他の凝固因子等の活性に大きな変化は認められない（室温での24時間投与での凝固因子活性は不明である）．
- 冷蔵した製剤を用いて新生児に交換輸血を行う場合は低体温となる可能性があり，本剤の加温が必要である（37℃を超えないようにする）．
- 循環血漿量の改善と補充，蛋白質源としての栄養補給を目的として使用するのは不適切である（前者は人工膠質液，等張アルブミン製剤が，後者は経静脈栄養法，経腸栄養法が適応である）．

観察のポイント

心拍，呼吸，血圧をモニターする．
異型輸血などの問題があるので，血液型と交叉試験の結果を複数人で確認する．
過量輸血により用量負荷から肺水腫などを起こす危険があるため，呼吸数，呼吸音を観察する．

赤血球液
Red Blood Cells

商品名……照射赤血球液-LR「日赤」

形状と規格単位　1単位（血液200mLに由来）約140mL（Hgb濃度約19g/dL）

適応………血中赤血球不足またはその機能廃絶

用法用量…
- 赤血球液10～20mL/kgを静脈内投与（1～2mL/kg/時の速度を目安）
- 大量出血時は出血量を推定して投与を行う.
- 10mL/kgの投与でHgb2～3g/dLの上昇が理論上見込める.

薬理作用…赤血球の補充

副作用……
- 同種免疫による血漿蛋白，白血球，血小板，赤血球等に対する抗体が産生され，ショック，過敏症等の免疫学的副作用が現れることがある.
- 短時間に大量輸血した場合，クエン酸による血中Ca濃度の低下による症状，アシドーシス，高カリウム血症を認めることがある.

備考………
- 輸血は補充療法であって，根治的な療法ではない.
- 輸血は，「放射線照射ガイドライン」「血液製剤の使用指針（改定版）」「輸血療法の実施に関する指針（改定版）」および「血液製剤保管管理マニュアル」に基づき，適切に行うこと
- 照射赤血球製剤は，輸血による移植片対宿主病（GVHD）を予防する目的で，あらかじめ15Gy以上50Gy以下の放射線が照射されたものである.
- 照射赤血球製剤は未照射製剤よりもK濃度が上昇しているため，必要に応じてK除去フィルターを使用すること
- 生後28日未満の新生児にはサイトメガロウイルス陰性血の使用が推奨されている.
- 投与基準は「新生児における赤血球輸血（小児輸血

ガイドライン2017)」を参照

急性期を過ぎ，状態が安定している児ではHgb 7g/dLをトリガー値とする.

英国：4カ月未満の児の赤血球輸血基準

- 集中治療を受けている新生児　12g/dL
- 急性期を過ぎ安定している児　7g/dL
- 慢性的な酸素依存　11g/dL

米国：4カ月未満の児の赤血球輸血基準

- Hct＜20%：網赤血球数が少なく，貧血症状（頻脈，多呼吸，哺乳力低下がある場合）
- Hct＜30%かつ下記所見のいずれかを有する乳児
  - ・投与酸素濃度＜35%
  - ・経鼻カニューレによる酸素投与
  - ・平均気道内圧6cmH_2O未満で持続陽圧呼吸and/or間欠的強制換気中
  - ・著明な無呼吸または徐脈
  - ・体重増加不良
- Hct＜35%かつ下記所見のいずれかを有する乳児
  - ・投与酸素濃度＞35%
  - ・平均気道内圧6cmH_2O以上で持続陽圧呼吸and/or間欠的強制換気中
- Hct＜45%かつ先天性チアノーゼ性心疾患

観察のポイント

輸血中は患者の様子を15分おきに観察する.

製剤の受け渡し時，輸血準備時，輸血実施時に「血液型，血液製剤製造番号，有効期限，交叉適合試験の検査結果」と，本剤が患者に適合しているものであることの確認を複数人で実施する.

濃厚血小板

Concentrated Blood Platelet

商品名……照射濃厚血小板-LR「日赤」

形状と規格単位 1単位あたり約20mL（日本の血小板濃厚液は単一供血者から成分採血装置を使用して製造されており，1単位は0.2×10^{11}個以上，5単位は1×10^{11}個以上，10単位は2×10^{11}個以上の血小板を含んでいる）

適応………血小板低下を伴う疾患

用法用量…10～20mL/kg/回を3～4時間かけて静脈内投与
10mL/kgの投与で血小板数約5万/μLの上昇が理論上見込める．

薬理作用…血小板の補充

副作用……同種免疫による血漿蛋白・白血球・血小板・赤血球等に対する抗体が産生され，ショック，過敏症等の免疫学的副作用が現れることがある（放射線照射を行うことでリンパ球を不活化しても，その抗原性は保持される）．

備考………
- 輸血は補充療法であって，根治的な療法ではない．
- 輸血は，「放射線照射ガイドライン」「血液製剤の使用指針（改定版）」「輸血療法の実施に関する指針（改定版）」および「血液製剤保管管理マニュアル」に基づき，適切に行うこと
- 照射血小板製剤は，輸血による移植片対宿主病（GVHD）を予防する目的で，あらかじめ15Gy以上50Gy以下の放射線が照射されたものである．
- 常温保存である．
- 頻回の輸血は抗血小板同種抗体の産生を促し，血小板輸血不応状態を引き起こす恐れもあるため，血小板輸血は必要最小限とする．

<u>新生児における血小板輸血（小児輸血ガイドライン2017）</u>

- 新生児で出血症状がない場合の血小板輸血トリガー

値は血小板数2～3万/μLとする.

- 体重の少ない，未熟児，特に生後数日以内，あるいは凝固障害を併発している児はより高い血小板数を維持することを推奨する.

英国：4カ月未満の児の血小板輸血基準

2～3万/μL：予防，臨床的に安定している早産，正期産乳児，出血無し

3万/μL：病的早産児，または出血していない正期産乳児

3万/μL：NAIT患者の最小血小板数

5万/μL：生後1週間以内の極低出生体重児

5万/μL：出血症状を有する早産児または正期産児

5万/μL：侵襲的処置を行う時

5～10万/μL：臨床的に安定してない，DIC，大手術，大量失血，大量輸血

観察のポイント

輸血中は患者の様子を15分おきに観察する.
製剤の受け渡し時，輸血準備時，輸血実施時に「血液型，血液製剤製造番号，有効期限，交叉適合試験の検査結果」と，本剤が患者に適合しているものであることの確認を複数人で実施する.

血清アルブミン

Serum Albumin

商品名……献血アルブミン，赤十字アルブミン，アルブミナー，アルブミン-ベーリング

形状と規格単位 バイアル　5% 100mL，250mL
20% 20mL，50mL
25% 20mL，50mL

適応………アルブミンの喪失およびアルブミン合成低下による低アルブミン血症（膠質浸透圧の改善，循環血漿量の是正を目的とする）

用法用量…膠質浸透圧の改善には高張アルブミン製剤，循環血漿量の是正には等張アルブミン製剤を用いる．

薬理作用…アルブミンは正常人血漿蛋白のうち55～60%を占める量的に最も多い蛋白で，血漿膠質浸透圧の維持に寄与している．アルブミン投与により血中の膠質浸透圧を高め，組織中の体液を血管中に移行させ，その結果，循環血漿量を正常化する．

副作用……ショック，過敏症．大量に投与するとNaの過剰負荷となる．

備考………
- 人血液を原料とした製剤である．
- 蛋白質源として栄養補給を目的として投与を行うのは，不適切な使用である．

観察のポイント

循環血漿量が維持できない状態で投与されるため，血圧，心拍数の変化だけでなく尿量，浮腫などの症状にも注意する．

抗破傷風人免疫グロブリン
Human Anti-tetanus Immunoglobulin

商品名……テタノブリンIH

形状と規格単位 バイアル 250国際単位/3.4mL

適応………破傷風の発症予防ならびに発症後の症状軽減のための治療

用法用量…テタノブリンIH5～10国際単位/kgをゆっくりと静注し，必要に応じて反復投与する．

薬理作用…破傷風毒素に対するヒト由来の抗体を高力価に含有するため，血中に遊離している破傷風毒素と結合し，速やかに中和させる．

副作用……ショック，急性腎不全，過敏症，発熱

備考………
- 人血液を原料とした製剤である．
- 急速に静注すると血圧降下などを起こす可能性がある．
- 日本では1995年を最後に新生児破傷風は報告されていないとされるが，2008年にIASRに報告はされている．
- 新生児破傷風は世界的には新生児の死亡原因の主要なものの一つである．

観察のポイント

新生児破傷風は衛生管理が十分でない施設での出産の際に，新生児の臍帯の切断面が破傷風菌の芽胞で汚染されることにより発症することが多い．
新生児破傷風は潜伏期間が1～2週間のことが多く，特徴的な症状には吸乳力の低下，痙攣，開口障害などがある．
発症すると60～90%が10日以内に死亡する．

人免疫グロブリン

Human Normal Immunoglobulin

商品名……ベニロン，ヴェノグロブリンIH，ポリグロビンN，ガンマガード

形状と規格単位 バイアル　5% 0.5g/10mL，1g/20mL，2.5g/50mL，5g/100mL
10% 0.5g/5mL，2.5g/25mL，5g/50mL（ヴェノグロブリンIH），（ポリグロビンNは0.5g製剤を除く）

適応………低ならびに無ガンマグロブリン血症
重症感染症における抗生物質との併用
特発性血小板減少性紫斑病（ガンマガードを除く）

適用外使用…血液型不適合による溶血性黄疸

用法用量…重症感染症における抗生物質との併用　100～800mg/kg/doseを2～6時間かけて点滴静注
母体からの移行抗体による特発性血小板減少性紫斑病
1g/kg/doseを12時間かけて点滴静注（保険収載は400mg/kg/dose）
血液型不適合による溶血性黄疸　0.5～1g/kg/doseを2～6時間かけて点滴静注

薬理作用…
- 任意多数の健康人血漿をプールしたものより精製された人免疫グロブリンであり，ヒトの間に広くまん延している各種細菌，細菌毒素，ウイルスに対する一定量の免疫抗体が濃縮されている．
- オプソニン効果，補体共存下の殺菌効果，血小板減少抑制効果を持つ．

副作用……ショック，急性腎不全，過敏症，肝機能障害，好中球減少，溶血性貧血

薬剤相互作用…
- 生ワクチンの効果が得られない恐れがあるので，生ワクチンの接種は本剤投与後3カ月以上延期すること
- 生ワクチン接種後14日以内に本剤を投与した場合は，投与後3カ月以上経過した後に生ワクチンを再

接種することが望ましい.
- 200mg/kg以上投与後に生ワクチンを接種する場合は, 原則として生ワクチンの接種を6カ月以上（麻疹ワクチン接種は11カ月以上）延期すること

備考………
- 人血液を原料とした製剤である.
- 急速に静注すると血圧降下を起こす可能性がある.
- それぞれの製剤が副作用予防のために異なった特殊処理を受けている. また上記以外の適応については製剤により異なっている.

観察のポイント

様々な疾患によって投与を行うため, 原疾患の症状および血圧に注意した観察を行う.

12
ステロイド

副腎皮質ステロイド剤

鉱質コルチコイド剤

デキサメタゾン リン酸エステルナトリウム
Dexamethasone Sodium Phosphate

商品名……デカドロン，オルガドロン，デキサート

形状と規格単位 アンプル
1.65mg/0.5mL（デカドロン，デキサート）
1.9mg/0.5mL（オルガドロン）

適応………急性副腎皮質機能不全，慢性副腎皮質機能不全など
抜管時の喉頭浮腫予防，脳浮腫・頭蓋内圧亢進

適用外使用…慢性肺疾患の予防・治療

用法用量…低血圧　0.5～2mg/kg/doseを静注，血圧に応じて12時間毎に追加
喉頭浮腫予防　抜管12時間前から0.1～0.2mg/kg/doseを6時間毎に投与
脳浮腫　0.5mg/kg/日を2～4回に分けて静注
慢性肺疾患　増悪期0.25mg/kg/doseを12時間おきに3日間静注し，以降3日おきに0.15mg/kg/dose，0.1mg/kg/dose，0.05mg/kg/doseに減量（12時間毎投与）

薬理作用…
- 副腎機能不全の補償作用，抗ショック作用，抗炎症作用，抗アレルギー作用を有し，糖・蛋白・脂質等の代謝，生体の免疫反応等に影響を及ぼす．抗ショック作用は心拍出量の増加，末梢血管抵抗の減少，心筋収縮力の増強，微小循環の改善，リソソーム膜の安定化などに基づく．
- 細胞膜を安定化し血管透過性を改善する．

禁忌………感染症の患者などに投与しないことを原則とするが，特に必要とする場合は慎重に投与する．

副作用……易感染性，耐糖能異常，続発性副腎皮質機能不全

薬剤相互作用…
- マクロライド系抗菌薬との併用で代謝が阻害されることで本剤の作用が増強する．
- フェノバルビタール，フェニトインとの併用で代謝が亢進され本剤の作用が減弱する．

- フロセミドとの併用で低カリウム血症が現れることがある.

備考……… • デキサメタゾンのグルココルチコイド活性はヒドロコルチゾンの25〜30倍強力であるが，ヒドロコルチゾンとの等力価用量ではほとんどNa貯留作用はみられない.

- デキサメタゾン投与を行った早産児で有意な頭囲の成長障害と脳性麻痺の発症が増加したという過去の報告があるため，投与量が過量にならないように注意する.
- 慢性肺疾患に対する最適な治療時期，投与量は判明しておらず，上記以外にも多数のプロトコールが存在する.

観察のポイント

低血圧や慢性肺疾患に対して使用するため，呼吸・循環状態の観察が重要である.
脳浮腫による頭蓋内圧を低下させる目的での使用においては，大泉門の緊張度，痙攣，意識，対光反射などを継時的に観察する.
感染兆候出現の有無に注意する.

ヒドロコルチゾン コハク酸エステルナトリウム

Hydrocortisone Sodium Succinate

商品名……ソル・コーテフ，サクシゾン

形状と規格単位 バイアル 100mg

適応………急性副腎皮質機能不全，慢性副腎皮質機能不全，ショックなど

適用外使用…慢性肺疾患の予防・治療

用法用量…低血圧 全身状態・血圧に応じて1～10mg/kg/dose，静注．血圧に応じて6～12時間毎に追加（低出生体重児では1～3mg/kg/doseの投与で血圧上昇が得られることが多い）

敗血症性ショック 低血圧に対してよりも高用量を必要とすることもある．

先天性副腎過形成 初期治療：25～100mg/m²/日，分3．維持治療：10～20mg/m²/日，分3

慢性肺疾患 予防投与（例）：生後から0.5mg/kg/dose，12時間毎，7日間．その後，0.5mg/kg/dose，24時間毎，3日間

治療投与（例）：1mg/kg，8時間毎，3日間投与．以降，0.66mg/kg/dose，8時間毎，3日間．0.33mg/kg/dose，8時間毎，3日間のように漸減（状態によってはさらに0.16mg/kg/dose，8時間毎，3日間に減量）

薬理作用…
- 副腎機能不全の補償作用，抗ショック作用，抗炎症作用，抗アレルギー作用を有し，糖・蛋白・脂質等の代謝，生体の免疫反応等に影響を及ぼす．抗ショック作用は心拍出量の増加，末梢血管抵抗の減少，心筋収縮力の増強，微小循環の改善，リソソーム膜の安定化などに基づく．
- 細胞膜を安定化し血管透過性を改善する．

禁忌………感染症の患者などに投与しないことを原則とするが，

特に必要とする場合は慎重に投与する.

副作用……易感染性，耐糖能異常，続発性副腎皮質機能不全

薬剤相互作用…
- マクロライド系抗菌薬との併用で代謝が阻害されることで本剤の作用が増強する.
- フェノバルビタール，フェニトインとの併用で代謝が亢進され本剤の作用が減弱する.
- フロセミドとの併用で低カリウム血症が現れることがある.

備考………
- 早産児では投与から約2時間で心筋のカテコラミンレセプターの発現が増加し，4〜6時間で昇圧作用が得られる.
- 慢性肺疾患に対する最適な治療時期・投与量は判明しておらず，多数のプロトコールが存在する．例として上記に著者の施設での投与法を示した.

観察のポイント

低血圧や慢性肺疾患に対して使用するため，呼吸・循環状態の観察が重要である.
感染兆候出現の有無に注意する.

ヒドロコルチゾン
Hydrocortisone

商品名……コートリル

形状と規格単位 錠剤 10mg

適応………先天性副腎過形成，慢性副腎皮質機能不全，急性副腎皮質機能不全など

用法用量…先天性副腎過形成
初期治療：25～100mg/m^2/日，分3
維持治療：10～20mg/m^2/日，分3

薬理作用…
- 副腎機能不全の補償作用，抗ショック作用，抗炎症作用，抗アレルギー作用を有し，糖・蛋白・脂質等の代謝，生体の免疫反応等に影響を及ぼす．
- 細胞膜を安定化し血管透過性を改善する．

禁忌………感染症の患者などに投与しないことを原則とするが，特に必要とする場合は慎重に投与する．

副作用……易感染性，耐糖能異常，続発性副腎皮質機能不全，血栓症

薬剤相互作用…
- フェノバルビタール，フェニトインとの併用で代謝が亢進され本剤の作用が減弱する．
- フロセミドとの併用で低カリウム血症が現れることがある．

備考………新生児では静脈投与から開始し，維持のために内服に移行する方法が安全である．

観察のポイント

副腎皮質機能低下に対して投与されるため，血圧や血糖の変動に注意が必要である．
感染兆候の出現の有無にも注意する．

フルドロコルチゾン 酢酸エステル
Fludrocortisone Acetate

商品名……フロリネフ

形状と規格単位 錠剤　0.1mg

適応………塩類喪失型先天性副腎皮質過形成症，塩類喪失型慢性副腎皮質機能不全

用法用量…0.025～0.2mg/日，分2～3（「2014小児科内分泌学会ガイドライン」）

薬理作用…Naの貯留とKの排泄を増加する．肝グリコーゲン蓄積作用がある．

禁忌………高血圧の患者などに投与しないことを原則とするが，特に必要とする場合は慎重に投与する．

副作用……易感染性，血圧上昇，耐糖能異常，続発性副腎皮質機能不全，血栓症

薬剤相互作用…
- フェノバルビタール，フェニトインとの併用で代謝が亢進され，本剤の作用が減弱する．
- フロセミドとの併用で低カリウム血症が現れることがある．

備考………
- 年齢によって感受性が変化するため，新生児・乳児期には血清電解質，レニン活性，血圧などを定期的に測定して至適投与量を決定する．
- 必要に応じて食塩を経口投与して補う．

観察のポイント

塩類喪失型副腎皮質機能低下に対して投与されるため，血圧や血糖，電解質の変動に注意が必要である．
感染兆候の出現の有無にも注意する．

13

ホルモン製剤

甲状腺薬

抗甲状腺薬

ヨウ素剤

インスリン製剤

グルカゴン製剤

高インスリン血性低血糖症治療剤

持続性ソマトスタチンアナログ

中枢性尿崩症用剤

レボチロキシン ナトリウム水和物

Levothyroxine Sodium Hydrate

商品名……チラーヂンS

形状と規格単位 散剤 0.01%

適応………甲状腺機能低下症

用法用量…10μg/kg/日，分1で開始

- 未熟児：5μg/kg/日で開始し，8日目から10μg/kg/日に増量
- 無症候性/中等度：3〜5μg/kg/日で治療することも可能である.
- 最重症例：15μg/kg/日で開始する.

薬理作用…組織の酸素消費を高め基礎代謝を上昇させる．成長，発育を促進する．蛋白同化を促進する．血中脂質，特にコレステロール量を減少させる．肝グリコーゲンの分解を促進する．水，電解質の排出を増加させる.

副作用……重篤な副作用として副腎クリーゼ，晩期循環不全

薬剤相互作用…血糖降下剤投与患者では，本剤投与により血糖コントロールの条件が変わることがある.

備考………

- 少量から投与を開始し，漸次増量して維持量とすることが望ましい.
- 中枢性甲状腺機能低下症ではコルチゾール分泌も低下しており，副腎皮質ステロイド投与を先行させずに本剤を投与すると，副腎クリーゼを誘発する原因になる.

観察のポイント

甲状腺機能低下症ならびに亢進症症状として，活気，哺乳力，心拍数，血圧に留意して観察を行う.
投与初期には副腎不全様の症状の出現に注意する.

チアマゾール

Thiamazole

商品名……メルカゾール

形状と規格単位 錠剤　5mg

適応………甲状腺機能亢進症

用法用量…初期投与量：0.2～0.5mg/kg/日，分1～2で開始. 0.1～1.0mg/kg/日の範囲で使用

薬理作用…甲状腺のペルオキシダーゼを阻害することによりヨウ素のサイログロブリンへの結合を阻止し，さらにヨードサイロシンのトリヨードサイロニン（T3），サイロキシン（T4）への縮合を阻害することによって甲状腺ホルモンの生成を阻害する.

副作用……無顆粒球症，肝障害，皮疹，関節痛

備考………
- 小児の抗甲状腺薬の第一選択薬（プロピルチオウラシルは重篤な肝障害発生が小児で多いため）
- 無顆粒球症が現れることがあるため，少なくとも投与開始後2カ月間は原則として2週に1回，それ以降も定期的に白血球分画を含めた血液検査を行う.
- 頻脈など甲状腺クリーゼが認められる場合には，ヨード剤，β遮断薬などを併用する.

観察のポイント

甲状腺機能亢進症ならびに低下症症状として，活気，哺乳力，心拍数，血圧に留意して観察を行う.
感染症状の出現に注意する.

プロピルチオウラシル

Propylthiouracil

商品名……チウラジール，プロパジール

形状と規格単位　錠剤　50mg

適応………甲状腺機能亢進症

用法用量…初期投与量：2～7.5mg/kg/日，分3で開始．5～10mg/kg/日の範囲で使用

薬理作用…サイロシンがモノヨードチロシン，モノヨードチロシンがジヨードチロシンになる合成過程の阻害およびジヨードチロシンからトリヨードサイロニン（T3），サイロキシン（T4）への合成過程を阻害することで甲状腺ホルモンの生成を阻害する．

副作用……無顆粒球症，白血球減少，肝機能異常，劇症肝炎，黄疸

備考………チアマゾールに比べ小児では重篤な肝障害の発生が多かったため，使用時には保護者に説明の上で使用する．

観察のポイント

甲状腺機能亢進症ならびに低下症症状として，活気，哺乳力，心拍数，血圧に留意して観察を行う．
感染症状や黄疸の出現に注意する．

複方ヨード・グリセリン
Compound Iodine Glycerin

商品名……ルゴール，複方ヨード・グリセリン

形状と規格単位 液剤　100mL中にヨウ素1.2g，ヨウ化カリウム2.4gを含む
（その他に液状フェノール0.5mL，グリセリン90mL，ハッカ水4.5mLを含む）

適用外使用…甲状腺腫（ヨード欠乏によるもの，および甲状腺機能亢進症を伴うもの）

用法用量…1滴から2滴（ヨウ素として6.3～12.6mg）/日
（体重あたりの投与量ではないことに注意）

薬理作用…同剤は大量のヨウ素を含有する．大量の無機ヨウ素はヨウ素有機化の阻害，甲状腺ホルモンの放出抑制により甲状腺機能を速やかに抑制する．

副作用……発疹，ヨウ素中毒，甲状腺機能低下症

薬剤相互作用…K保持性利尿薬との併用で高カリウム血症を生じる可能性がある．

備考………
- 甲状腺クリーゼや副作用で抗甲状腺薬が使用できない場合に適応となる．
- 新生児には原則として反復投与を避けること
- 投与後に甲状腺機能の低下を認めた場合には，甲状腺ホルモン補充療法等の適切な処置を行うこと
- 小児内分泌専門医の指導のもと行うべきである．

観察のポイント

甲状腺クリーゼ時の使用が多く，特に心拍数，血圧に留意して観察を行う．

ヨウ化カリウム
Potassium Iodide

商品名……ヨウ化カリウム

形状と規格単位　散剤　1g中にヨウ化カリウム1gを含む

適応………甲状腺腫（ヨード欠乏によるもの，および甲状腺機能亢進症を伴うもの）

用法用量…10～20mg/日，分1
（体重あたりの投与量ではないことに注意）

薬理作用…大量の無機ヨウ素はヨウ素有機化の阻害，甲状腺ホルモンの放出抑制により甲状腺機能を速やかに抑制する.

副作用……発疹，ヨウ素中毒，甲状腺機能低下症

薬剤相互作用…K保持性利尿薬との併用で高カリウム血症を生じる可能性がある.

備考………
- 甲状腺クリーゼや副作用で抗甲状腺薬が使用できない場合に適応となる.
- 新生児には原則として反復投与を避けること
- 投与後に甲状腺機能の低下を認めた場合には，甲状腺ホルモン補充療法等の適切な処置を行うこと
- 小児内分泌専門医の指導のもと行うべきである.

観察のポイント

甲状腺クリーゼ時の使用が多く，特に心拍数，血圧に留意して観察を行う.

インスリンヒト

Insulin Human

商品名……ヒューマリンR，ノボリンR

形状と規格単位 バイアル　100単位/mL

適応………インスリン療法が適応となる糖尿病

適用外使用…高カリウム血症に対するGI療法

用法用量…高血糖　GIR4以下にしても血糖値200以上が続く場合に考慮

0.05～0.1単位/kg，15～30分かけて点滴静注

単回投与を3回行っても高血糖が改善されない場合：0.05～0.2単位/kg/時を目安に持続静注

高カリウム血症　0.1～0.2単位/kg，15～30分かけて点滴静注

持続静注：0.5～1.0単位/kg/日．インスリンと糖投与量は患児の血糖値と血清K値を考慮して，GI比〔1日のグルコース投与量（g/日）/1日のインスリン投与量（国際単位/日）〕：5～10を目安とする．

薬理作用…
- 標的細胞でのブドウ糖の利用を促してブドウ糖の酸化を助長するだけでなく，ブドウ糖からグリコーゲンの合成を促進し，肝臓·筋肉に蓄える．その結果，血糖は下降する．
- インスリンはK^+の細胞内取り込みを高めるので，血清K^+は減少する．K^+はMg^{2+}とともに細胞内での蛋白生合成に重要な作用をする．

副作用……低血糖

薬剤相互作用…
- β遮断薬（プロプラノロール）の併用はインスリンの作用を増強する．
- 副腎皮質ステロイド，ACTH，エピネフリン，グルカゴン，甲状腺ホルモン，成長ホルモンの併用はインスリンの作用を減弱させる．

備考………
- 極低出生体重児では耐糖能異常を来しやすいが，ル

チーンでのインスリン使用は低血糖のリスクがあり推奨されていない.

- 希釈計算の間違いにより過剰または過小投与となるため, 施設で希釈法や投与法を予め決めておくとよい.

観察のポイント

投与中は低血糖のリスクがあるため, 意識状態, 活気に注意して観察を行う.
数時間毎に血糖値のチェックを行う.

グルカゴン
Glucagon

商品名……グルカゴン，グルカゴンGノボ

形状と規格単位 バイアル　1mg（1mgは1国際単位に相当）

適応………低血糖時の緊急処置

用法用量…低血糖　30～300μg/kgを筋注，または皮下注，または静注
高インスリン性低血糖　1～20μg/kg/時，皮下注，分3～4．ないし，持続皮下注・静注

薬理作用…
- 解糖系の律速酵素であるpyruvate kinaseを不活化し解糖を抑制する．
- Fructose-1-6-bisphosphataseなどの糖新生酵素を活性化して糖新生を促進する．
- 肝phosphorylaseを活性化しグリコーゲン分解を促進する．

副作用……低血糖（投与から時間が経って起こる），血圧低下，嘔吐，下痢，腸蠕動の低下

薬剤相互作用…β遮断薬を併用していると血糖上昇後のリバウンド現象である低血糖症状が現れやすくなる．

備考………治療導入後は血糖上昇および，その後のリバウンドの有無を確認するため，通常よりも血糖チェックを多めに行う．

観察のポイント

治療開始数時間での低血糖，血圧低下の可能性があるので，血圧・脈拍に注意して観察を行う．
消化器症状の出現の有無も観察する．

ジアゾキシド

Diazoxide

商品名……ジアゾキシド

形状と規格単位 カプセル 25mg

適応………高インスリン血性低血糖症

用法用量…5〜10mg/kg/日，分2〜3で開始．血糖値の推移により8〜15mg/kg/日，分2〜3で調節

薬理作用…膵β細胞の細胞膜ATP感受性Kチャネルを活性化することにより，インスリン分泌を抑制する．

禁忌………チアジド系利尿剤（フルイトランなど）に対して過敏症のある患者，心不全，肺高血圧状態の患者

副作用……重篤なNa貯留，体液貯留およびうっ血性心不全，ケトアシドーシスおよび高浸透圧性昏睡，高尿酸血症，白血球減少，肺高血圧症

薬剤相互作用…
- フェニトインとの併用で痙攣抑制効果が減弱
- 降圧剤との併用で降圧作用が増強する．

備考………
- 腎障害患者では，本剤の血漿中半減期が延長する可能性があるので，投与量の減量を考慮すること
- 2〜3週間治療を続けても効果が認められない場合には，投与を中止すること
- 本剤による治療により低血糖症が改善し，その後再燃を認めない場合は，一過性高インスリン血性低血糖症の可能性があるので，本剤による治療の中止を考慮すること

観察のポイント

原病による低血糖症状の有無だけではなく，投与開始後の体液貯留に伴う浮腫や尿量低下などに注意する．

オクトレオチド 酢酸塩
Octreotide Acetate

商品名……サンドスタチン

形状と規格単位 アンプル　50μg/1mL，100μg/1mL

適応………消化管ホルモン産生腫瘍など

適用外使用…高インスリン血性低血糖症，乳び胸水

用法用量…高インスリン血性低血糖症　5〜25μg/kg/日，皮下注，分3〜4．または持続皮下注，または静注
乳び胸水　1μg/kg/時，持続皮下注，または静注．最大7μg/kg/時

薬理作用…
- 詳細な薬理作用は明らかではない．
- ソマトスタチンは，視床下部，膵臓（D細胞），消化管に広く分布し，下垂体における成長ホルモン（GH），甲状腺刺激ホルモン（TSH）分泌抑制作用をはじめ消化管でのガストリン，血管作動性腸管ペプチド（VIP），セクレチン，コレシストキニン（CCK），膵臓でのグルカゴン，インスリン等，種々のホルモンの分泌を抑制し，さらに消化管運動も抑制する．
- 本剤はソマトスタチンアナログとして働く．

副作用……低血圧，腹部膨満，白色便，胆石形成．重篤なものとしては壊死性腸炎，肺高血圧症

薬剤相互作用…インスリン，グルカゴン，成長ホルモンなど互いに拮抗的な作用を要する薬剤を併用する場合に，低血糖・高血糖を起こす場合がある．

備考………高インスリン性低血糖症・乳び胸水に対してはわが国では適用外使用であり，皮下注製剤でもあることから，使用時は有効性·副作用について保護者に説明を行い，同意のもとで投与を行う必要がある．

●持続性ソマトスタチンアナログ

観察のポイント

原疾患（高インスリン血性低血糖症・乳び胸水）に関連する症状のほかに，腹部症状の出現に注意する．
持続皮下投与の場合には，投与部位の皮膚所見にも注意する．

デスモプレシン 酢酸塩水和物

Desmopressin Acetate Hydrate ; DDAVP

商品名……デスモプレシン点鼻液

形状と規格単位 バイアル 250μg/2.5mL（1mL＝100μg）

適応………中枢性尿崩症

用法用量…1μg（0.01mL）/doseを朝夕2回点鼻，適宜増減．夕方の点鼻は朝の半量で済むことが多い．

薬理作用…腎の尿細管の水再吸収を促進し，抗利尿ホルモン不足による尿濃縮能の低下を回復させる．抗利尿作用は長時間持続する．

副作用……水中毒（嘔吐，低ナトリウム血症，浸透圧低下，意識障害，痙攣）

備考………
- バソプレシン欠乏による尿崩症のみに使用すること
- 下垂体前葉機能低下症の患者では水中毒が起こりやすい．
- 血友病のコントロール目的でも同薬剤が使用されることがあるが，新生児期は水中毒のリスクがあるため使用しない．

観察のポイント

尿量測定，体重計測は必須である．それにより点鼻量，点鼻回数を調節する．
過量になると水中毒となるので，意識状態や血清電解質には十分注意を払う．

14

ビタミン・ミネラル製剤

メナテトレノン〔ビタミンK_2〕

Menatetrenone〔Vitamin K_2〕

商品名……ケイツーN，ケイツーシロップ

形状と規格単位　アンプル　10mg/2mL
シロップ　2mg/1mL

適応………ビタミンKの欠乏，新生児ビタミンK欠乏性出血の予防（シロップ）

用法用量…
- 合併症をもたない正期産新生児への予防投与：出生時（経口哺乳確立後），産科（産院）退院時，1カ月健診時の3回．それぞれビタミンK_2シロップ1mL（2mg）を経口投与．出生後3カ月までビタミンK_2シロップを週1回投与する方法もある．
- 早産児および合併症をもつ新生児への予防投与：経口投与が可能な場合は，合併症をもたない正期産新生児への投与方式に準じる．投与量は体重に応じて減量．経腸投与が困難な新生児には，0.5～1.0mg（超低出生体重児は0.3mg）を緩徐に静注．追加投与は児の状態・検査値に応じて個別に判断する．

薬理作用…Ⅱ，Ⅶ，Ⅸ，Ⅹなどの血液凝固因子の蛋白合成過程に関与する．正常プロトロンビンなどの肝合成を促進し，生体の止血機構を賦活する．

備考………
- ビタミンK_2シロップは高浸透圧のため，滅菌水で10倍に薄めて投与するのも一つの方法である．
- 複数回の投与を行っている施設が増加している．
- ビタミンK欠乏による出血は予防可能なものである．投与忘れを回避し，助産院もしくは自宅で娩出された新生児についてもビタミンK_2シロップの予防投与が遵守されなければならない．

観察のポイント

予防的投与が主であり，投与忘れが起こらないようにする．

ピリドキサール リン酸エステル水和物

Pyridoxal Phosphate Hydrate

商品名……ピドキサール

形状と規格単位 アンプル 10mg/1mL，30mg/1mL
錠剤 10mg，20mg

適応………ビタミンB_6欠乏症の予防および治療

適用外使用…ビタミンB_6依存性てんかん

用法用量…ビタミンB_6欠乏症の予防および治療 正期産新生児の所要量は0.2mg．静脈栄養での推奨量は正期産児で1mg/日，早産児で0.18mg/kg/日とされている．
ビタミンB_6依存性てんかん 初回量：25～75mg/dose，静注．効果があれば維持量：10mg/kg/日，分2～3，経口投与

薬理作用…ビタミンB_6の補酵素型であるリン酸ピリドキサールとなり，直接代謝過程に関与する．

副作用……横紋筋融解症，嘔吐，CPK上昇，肝機能異常

備考………
- 大量に使用する必要がある場合，新生児では横紋筋融解症を発症することがあるため，少量から開始し，徐々に増量する．
- ビタミンB_6欠乏により，皮膚障害や血管系・神経系の障害が起きる．
- 本剤の添加物として含有されているベンジルアルコールによると疑われる中毒症状を来した新生児（低出生体重児）の症例が報告されている．

観察のポイント

他の痙攣性疾患が否定されたとき，治療的診断の意味で投与されることが多いため，脳波をモニターしながら静注することが望ましい．
痙攣の消失を観察し，維持療法に入ったら筋緊張の低下に注意する．筋緊張の低下のため哺乳困難となることがある．

グルコン酸カルシウム水和物
Calcium Gluconate Hydrate

商品名……カルチコール

形状と規格単位 アンプル　5mL，10mL（8.5%製剤：1mLあたりCa7.85mg含有）

適応………低カルシウム血症に起因する症候の改善（テタニー，テタニー関連症状）

用法用量…症候性低カルシウム血症　10～20mg/kg，10～30分かけて点滴．
静注維持・経静脈栄養　20～60mg/kg/日

薬理作用…Caイオンは神経筋の興奮性調節など多くの複雑な生理学的過程に関与し，神経や骨格筋の興奮を鎮め，低カルシウム血症によるテタニーを改善する．

禁忌………高カルシウム血症の患者，重篤な腎不全のある患者

副作用……急速静注によって徐脈，血圧変動を起こすことがある．

薬剤相互作用…ジギタリス製剤と併用すると，強心作用を増強して心停止を起こすので，併用禁忌である．

備考………
- 血管外に漏れると組織の壊死，石灰化が生じる．新生児では血管外漏出を起こしやすいので，中心静脈からの投与が望ましい．
- セフトリアキソンをはじめ様々な薬剤と配合すると沈殿を生じる．

観察のポイント

静注はゆっくりと心電図をモニターしながら行い，徐脈が起きないことを確認する．
血管外に漏れると組織の壊死や石灰沈着を起こすので，刺入血管周囲，カテーテル留置先端部の皮膚を十分に観察する．

乳酸カルシウム水和物
Calcium Lactate Hydrate

商品名……乳酸カルシウム

形状と規格単位 散剤　1g中にCa130mgを含有

適応………発育期におけるCa補給，低カルシウム血症に起因する症候の改善

用法用量…経腸栄養に加えて，Caとして20～80mg/kg/日，分2～4で内服

薬理作用…血清Ca値が低下したとき，Ca値を上昇させる.

禁忌………高カルシウム血症の患者，重篤な腎不全のある患者

副作用……高カルシウム血症，カルシウム結石症

薬剤相互作用…ジギタリス製剤と併用すると，強心作用が増強される.

備考………
- 経口投与Ca量の50～60%が主に小腸で吸収される.
- 1,25-水酸化ビタミンDによって吸収率は調節されている.

観察のポイント

腹部膨満などの消化器症状が出現しないか注意する.

リン酸水素ナトリウム水和物／リン酸二水素二ナトリウム水和物

Dibasic Sodium Phosphate Hydrate／Sodium Dihydrogen Phosphate Dihydrate

商品名……リン酸Na補正液0.5mmol/mL

形状と規格単位　アンプル　20mL（1アンプルあたりNa^{+}15mEq，P10mmol，P1mmol＝約31mgを含有）

適応………電解質補液の電解質補正

用法用量…リンとして20～40mg/kg/日を投与する．血清リン4～7mg/dLを管理の目安とする．

薬理作用…経静脈的なリン補充

副作用……低カルシウム血症，紅斑

備考………
- 電解質の補正用製剤のため必ず希釈して使用する．
- Ca製剤，Mg製剤と配合すると沈殿を生じるため，投与経路を別に設ける．

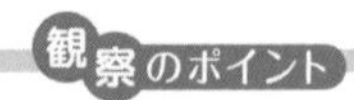

低カルシウム血症によるテタニー症状の出現に注意する．

リン酸二水素ナトリウム一水和物／無水リン酸水素二ナトリウム

Monobasic Sodium Phosphate Monohydrate／Dibasic Sodium Phosphate Anhydrous

商品名……ホスリボン

形状と規格単位　散剤　1包0.48gあたりリン100mg，Na約4mEqを含有

適応………低リン血症，未熟児くる病（未熟児骨代謝性疾患）

用法用量…リンとして20～40mg/kg/日を数回に分割して経口投与．患者の状態に応じて適宜増減

薬理作用…経消化管によるリン補充

副作用……低カルシウム血症，腎不全，リン酸腎症，下痢

薬剤相互作用…アルミニウム含有製剤との同時服用で本剤の効果が減弱する．

備考………
- 重篤な腎機能障害の患者では投与は慎重に行われる必要がある．
- 経口投与リン量の85～95%が主に小腸で吸収される．

観察のポイント

低カルシウム血症によるテタニー症状や腹部膨満などの消化器症状に注意する．

硫酸 マグネシウム 水和物
Magnesium Sulfate Hydrate

商品名……硫酸Mg補正液

形状と規格単位 アンプル 20mL（Mg^{2+} 1mEq/mL）

適応………電解質補液の電解質補正（低マグネシウム血症）

適用外使用…低酸素性虚血性脳症（HIE）の脳保護

用法用量…電解質補正 0.5～1.0mEq/kg/日を1～3日間，輸液に混ぜて投与
脳保護 250mg/kg/doseを2時間以上かけて3日間投与

薬理作用…経静脈的なMg補充

禁忌………腎不全患者

副作用……筋緊張の低下，一過性麻痺，呼吸抑制，腸運動抑制，血圧低下

備考………
- 子宮収縮抑制，子癇前症の治療として母体投与が出産直前まで行われていた児では，生後も高マグネシウム血症が持続するため低緊張，呼吸抑制が持続することがある.
- Ca製剤，リン製剤と配合すると結晶を析出する.
- 脳保護作用についての有効性は議論されている最中であり，最適な投与量は判明していない．代表的なものを一つ用法用量に示した.

観察のポイント

超低出生体重児では低マグネシウム血症のために低カルシウム血症を呈することがある．慢性期に低カルシウム血症を認める際にはMg測定を行う.

アルファカルシドール
Alfacalcidol

商品名……アルファロール，ワンアルファ

形状と規格単位
液剤　0.5μg/mL
散剤　1μg/g（アルファロールのみ）

適応………未熟児（アルファロール内服液），副甲状腺機能低下症などにおけるビタミンD代謝異常に伴う諸症状

用法用量…未熟児骨代謝性疾患　0.008～0.1μg/kg，1日1回服用
副甲状腺機能低下症　0.05～0.1μg/kg，1日1回服用

薬理作用…骨吸収作用，軟骨細胞の骨細胞への増殖，分化作用および低カルシウム血症に対して小腸からのCa吸収促進作用をもつ．

副作用……高カルシウム血症，嘔吐，腹部膨満，不眠，血圧上昇，肝機能障害，腎結石

薬剤相互作用…
- Mg製剤との併用で高マグネシウム血症が起きることがある．
- Ca製剤との併用で高カルシウム血症，尿症が起きることがある．
- ジギタリス製剤との併用で不整脈が現れることがある．

備考………
- 活性型ビタミンD製剤のため過量投与に注意する．
- 高リン血症のある患者に投与する場合は，リン酸結合剤を併用し血清リン値を下げること

観察のポイント

血中Ca/P，尿中Ca/P，アルカリフォスファターゼ値，前腕骨骨頭のX線所見を診ながら投与を行っていく．
高カルシウム尿症に伴う腎内石灰化などにも注意する．

高カロリー輸液用総合ビタミン剤

商品名……マルタミン，ネオラミン・マルチV，ビタジェクト

形状と規格単位 バイアル（マルタミン，ネオラミン）
キット（ビタジェクト）
各ビタミンの含有量は備考に示す

適応………経口・経腸管栄養補給が不能または不十分で，高カロリー静脈栄養に頼らざるを得ない場合のビタミン補給

用法用量…0.1〜0.2バイアル/kg/日，または0.1〜0.2キット/kg/日を経静脈輸液に混合

薬理作用…糖質，蛋白質，脂質の生体内代謝は，各種ビタミンの相互協力の下で行われる．ビタミン欠乏により生体内代謝の円滑を欠き，生体機能の維持が困難となる．

禁忌………血友病の患者

副作用……ビタミンA過剰症，ビタミンD過剰症

備考………
- ビタミンの光分解を防ぐため遮光カバーを用いる．
- DEHPを含まない輸液セットを使用することが望ましい．
- 微量元素製剤と混注すると沈殿を生じることがある．

マルタミン1バイアル中

レチノールパルミチン酸エステル（ビタミンA）：4,000IU
コレカルシフェロール（ビタミンD）：400IU
トコフェロール酢酸エステル（ビタミンE）：15mg
メナテトレノン（ビタミンK_2）：2mg
チアミン塩化物塩酸塩（ビタミンB_1）：5mg
リボフラビン（ビタミンB_2）：5mg
ピリドキシン塩酸塩（ビタミンB_6）：5mg
シアノコバラミン（ビタミンB_{12}）：0.01mg
アスコルビン酸（ビタミンC）：100mg

パントテン酸：15mg
ニコチン酸アミド（ナイアシン）：40mg
ビオチン（ビタミンB_7）：0.1mg
葉酸（ビタミンB_9）：0.4mg

ネオラミン・マルチV 1バイアル中

レチノールパルミチン酸エステル（ビタミンA）：3,300IU
エルゴカルシフェロール（ビタミンD）：10μg
トコフェロール酢酸エステル（ビタミンE）：15mg
フィトナジオン（ビタミンK_1）：2mg
チアミン塩化物塩酸塩（ビタミンB_1）：3mg
リボフラビン（ビタミンB_2）：4mg
ピリドキシン塩酸塩（ビタミンB_6）：4mg
シアノコバラミン（ビタミンB_{12}）：10μg
アスコルビン酸（ビタミンC）：100mg
パントテン酸：15mg
ニコチン酸アミド（ナイアシン）：40mg
ビオチン（ビタミンB_7）：0.1mg
葉酸（ビタミンB_9）：0.4mg

ビタジェクトAB液混合10mL中

レチノールパルミチン酸エステル（ビタミンA）：3,300IU
エルゴカルシフェロール（ビタミンD）：10μg
トコフェロール酢酸エステル（ビタミンE）：15mg
フィトナジオン（ビタミンK_1）：2mg
チアミン塩化物塩酸塩（ビタミンB_1）：3mg
リボフラビン（ビタミンB_2）：4mg
ピリドキシン塩酸塩（ビタミンB_6）：4mg
シアノコバラミン（ビタミンB_{12}）：10μg
アスコルビン酸（ビタミンC）：100mg
パントテン酸：15mg
ニコチン酸アミド（ナイアシン）：40mg
ビオチン（ビタミンB_7）：0.1mg

●総合ビタミン剤

葉酸（ビタミンB_9）：0.4mg

観察のポイント

ビタミンA過剰により大泉門膨隆，嘔吐，残乳増加，体重増加不良が認められる.
ビタミンD過剰により便秘，多尿，体重減少が認められるため，これらの観察を行う.

調剤用パンビタン末

商品名……パンビタン

形状と規格単位 散剤　各ビタミンの含有量は備考に示す

適応………本剤に含まれるビタミン剤の需要が増大し，食事（母乳/ミルク）からの摂取が不十分な際の補給

用法用量…0.5～1.0g/日，分1～3

薬理作用…糖質，蛋白質，脂質の生体内代謝は，各種ビタミンの相互協力の下で行われる．ビタミン欠乏により生体内代謝の円滑を欠き，生体機能の維持が困難となる．

副作用……ビタミンA過剰症，ビタミンD過剰症

備考………パンビタン末1g中

レチノールパルミチン酸エステル（ビタミンA）：レチノールとして2,500IU
チアミン硝化物（ビタミンB_1）：1mg
リボフラビン（ビタミンB_2）：1.5mg
ピリドキシン塩酸塩（ビタミンB_6）：1mg
シアノコバラミン（ビタミンB_{12}）：1μg
アスコルビン酸（ビタミンC）：37.5mg
エルゴカルシフェロール（ビタミンD）：200IU
トコフェロール酢酸エステル（ビタミンE）：1.1mg
パントテン酸カルシウム（パントテン酸）：5mg
ニコチン酸アミド（ナイアシン）：10mg
葉酸（ビタミンB_9）：0.5mg

観察のポイント

ビタミンA過剰により大泉門膨隆，嘔吐，残乳増加，体重増加不良が認められる．
ビタミンD過剰により便秘，多尿，体重減少が認められるため，これらの観察を行う．

高カロリー輸液用微量元素製剤
Minerals for Hyperalimentation Preparations

商品名……エレメンミック，ミネラリン

形状と規格単位 アンプル　2mL
各微量元素の含有量は備考に示す

適応………経口，経腸管栄養補給が不能または不十分で，高カロリー静脈栄養に頼らざるを得ない場合の亜鉛，鉄，銅，マンガンおよびヨウ素の補給

用法用量…0.1～0.3mL/kg/日を経静脈輸液に混合（週1～2回）

薬理作用…それぞれの微量元素欠乏症状の予防・治療

禁忌………胆道閉塞のある患者（排泄障害によりマンガン，銅などの血中濃度が上昇する）

副作用……発疹，肝機能障害，血中マンガン値上昇

備考………ビタミン剤（B_2，C配合剤）と混注すると沈殿を生じる．

1アンプル（2mL中）
- 鉄（Fe）：35μmol
- マンガン（Mn）：1μmol
- 亜鉛（Zn）：60μmol
- 銅（Cu）：5μmol
- ヨウ素（I）：1μmol

観察のポイント

微量元素欠乏では貧血，アルカリフォスファターゼ活性の低下，甲状腺機能低下などの症状が認められる．低栄養状態の児ではこれらの症候に注意して観察する．

レボカルニチン
Levocarnitine

商品名……エルカルチンFF

形状と規格単位 液剤（内服用） 100mg/mL
シリンジ（静注用） 1,000mg/5mL

適応………カルニチン欠乏症

用法用量…内服液：25～100mg/kg/日（0.25～1mL/kg/日），分3
静脈投与：50mg/kg/dose，3～6時間毎に，緩徐に静注または点滴静注（最大300mg/kg/日）

薬理作用…
- 組織内における「慢性的なカルニチン欠乏」状態を是正する.
- 過剰に蓄積した有害な"プロピオニル基"をプロピオニルカルニチンとして体外（尿中）へ排泄する.
- 有害な"プロピオニル基"からミトコンドリア機能を保護し，その代謝を賦活する.

副作用……下痢，嘔吐，発疹

薬剤相互作用…インスリンを含む糖尿病薬と併用すると，機序は不明だが低血糖が起こることがある.

備考………
- 遊離カルニチン<20μmol/L：カルニチン欠乏症
- 20≦遊離カルニチン<36μmol/Lまたはアシルカルニチン/遊離カルニチン比>0.4：カルニチン欠乏症が発症する可能性が極めて高い.
- 36≦遊離カルニチン≦74μmol/L：正常
- 74μmol/L<遊離カルニチン：肝不全など

観察のポイント

カルニチン欠乏の臨床症状は非特異的で多岐にわたるため，低栄養状態，長期完全経静脈栄養，牛乳アレルゲン除去調整粉乳などを使用している患者では，常にカルニチン欠乏を念頭に置いておくことが重要である.

●低亜鉛血症治療剤

酢酸 亜鉛 水和物
Zinc Acetate Dihydrate

商品名……ノベルジン

形状と規格単位 錠剤 25mg，50mg

適応………低亜鉛血症，ウィルソン病

用法用量…低亜鉛血症 0.5〜2mg/kg/日，分1〜3
- 30kg未満の小児：25mg/日，分1で開始．75mg/日，分3を最大投与量とする．

薬理作用…微量元素である亜鉛の欠乏症の予防および治療

副作用……銅欠乏症，嘔吐，肝機能障害，アミラーゼ上昇，血清鉄減少

薬剤相互作用…特記事項なし

備考………
- 投与前に血清亜鉛値の測定を行う．
- 亜鉛により銅の吸収が阻害され，銅欠乏症を起こすことがあるため，漫然と投与を続けない．
- 亜鉛の過量投与による腎不全や膵炎の報告がある．

観察のポイント

低栄養が予想される患者であり，皮膚所見などの亜鉛欠乏症状だけでなく，投与時には銅欠乏による汎血球減少や貧血などの症状の出現にも注意する．

ビオチン
Biotin

商品名……ビオチン

形状と規格単位
ドライシロップ　0.1%
散剤　0.2%
アンプル　1mg/2mL（静注用）

適応………ビオチン欠乏によると考えられる急性・慢性の湿疹

用法用量…0.01〜0.04mg/kg/日，分1〜3（静注用製剤は皮下，筋肉内または静脈投与）

薬理作用…ビオチンは主として腸内細菌によって生合成され，脂肪酸合成およびカルボキシル化反応に補酵素として働く．

備考………ビオチンは別称ビタミンB_7，ビタミンHと呼ばれる．

観察のポイント

現在は高カロリー輸液用総合ビタミン剤，経腸栄養剤，牛乳アレルゲン除去調整粉乳にもビオチンは含まれるようになり，単独で欠乏症となることはまれである．

15

消化器用薬

胃粘膜病変治療薬（H_2 受容体拮抗剤）

胆汁排泄促進薬

●胃粘膜病変治療薬（H_2受容体拮抗剤）

シメチジン

Cimetidine

商品名……タガメット，シメチジン

形状と規格単位　アンプル　200mg/2mL

適応………上部消化管出血（消化性潰瘍，急性ストレス潰瘍，出血性胃炎による），侵襲ストレスによる上部消化管出血の抑制

用法用量…2.5～5mg/kg/dose，15～20分かけて点滴静注

薬理作用…胃粘膜壁細胞のヒスタミンH_2受容体に対して，ヒスタミンと拮抗してその作用を阻止することにより胃酸分泌を抑制する．

副作用……発疹，便秘，汎血球減少，顆粒球減少，血小板減少，肝機能障害

薬剤相互作用…ベンゾジアゼピン系薬剤，フェニトイン，β遮断薬，Ca拮抗薬，リドカイン，エリスロマイシンと併用すると併用薬の血中濃度を高める．

備考………
- 急速な静脈内投与により，まれに不整脈・血圧低下を起こすことが報告されているため，時間をかけて投与すること
- 投与中は血液像，肝機能，腎機能をチェックする．
- 必要最小限（7日以内程度の使用）にとどめる．

観察のポイント

消化管出血のモニターとして血性の胃内吸引物や血便に注意するだけでなく，胃管の留置位置や心電図波形にも注意する．

ファモチジン
Famotidine

商品名……ガスター，ファモチジン

形状と規格単位 アンプル　10mg

適応………上部消化管出血（消化性潰瘍，急性ストレス潰瘍，出血性胃炎による），侵襲ストレスによる上部消化管出血の抑制

用法用量…0.25〜0.5mg/kg/dose，24時間毎，ゆっくり静注

薬理作用…胃粘膜壁細胞のH_2受容体を遮断し胃酸分泌を抑制する．ペプシン分泌も抑制する．

副作用……汎血球減少，無顆粒球症，血小板減少，肝機能障害

備考………
- 腎臓から未変化体で排泄されるため，腎機能低下時には投与量を減量する．
- 投与中は血液像，肝機能，腎機能をチェックする．
- 必要最小限（7日以内程度の使用）にとどめる．

観察のポイント

消化管出血のモニターとして血性の胃内吸引物や血便に注意するだけでなく，胃管の留置位置や心電図波形にも注意する．

ウルソデオキシコール酸
Ursodeoxycholic Acid

商品名……ウルソ

形状と規格単位　顆粒剤　5%

適応………胆道系疾患および胆汁うっ滞を伴う肝疾患（TPNによる胆汁うっ滞も含む）

用法用量…10～30mg/kg/日，分2～3

薬理作用…
- 胆汁分泌を促進する作用により胆汁うっ滞を改善する．
- 肝臓において疎水性胆汁酸と置換することにより，疎水性胆汁酸の肝細胞障害作用を軽減する．
- サイトカイン，ケモカインの産生抑制作用，肝臓への炎症細胞浸潤抑制作用により肝機能を改善する．
- 消化吸収改善作用もある．

禁忌………完全胆道閉塞のある患者，劇症肝炎の患者

副作用……下痢，肝機能障害

備考………投与中はトランスアミナーゼ，直接ビリルビン値をフォローする．

観察のポイント

胆汁うっ滞に対して使用するため，皮膚の色，便の色のチェックを行う．
原病および薬剤の副作用を含め，腹部所見，消化器症状の有無の観察を行う．

16

栄養輸液薬・経腸栄養剤

母乳添加物

脂肪製剤

アミノ酸製剤

脂肪乳剤

母乳添加用粉末HMS-1

商品名……HMS-1（強化母乳パウダー）

形状と規格単位 粉末 0.8g/1包
含有物は備考に示す

適応………母乳育児中の極低出生体重児への栄養強化（特に蛋白質，Ca，Pの補給）

用法用量…初期は母乳30mLあたり0.1～0.4gを添加し，特に問題なければ3～5日目から母乳30mLあたり1包（0.8g）を添加して使用

副作用……添加母乳の浸透圧が上昇して腹部膨満が起きることがある．

備考………HMS-1を標準添加（0.8g/30mL）すると母乳100mLあたり以下の栄養成分が加わる．
熱量 9kcal，蛋白質 0.66g，脂質 0.03g，糖質 1.38g，Na 8.1mg，K 9.3mg，Cl 0.6mg，Ca 63mg，P 36mg

観察のポイント

下痢，腹部膨満などの消化器症状に注意する．
体重増加率，ALP，Ca，P，%TRPなどの改善が認められるため，これらをモニターする．

母乳添加用粉末HMS-2

商品名……HMS-2（強化母乳パウダー）

形状と規格単位　粉末　1.3g/1包
含有物は備考に示す

適応………母乳育児中の極低出生体重児への栄養強化(特に熱量，蛋白質，脂質，Ca，Pの補給)

用法用量…初期は標準の1/4（母乳120mLに1包）から1/2（母乳60mLに1包）の濃度で開始し，数日間消化器症状（下痢，腹部膨満）の有無を確認する．症状がないことを確認後，母乳30mLに1包を添加して使用

副作用……哺乳不良，腹部膨満，下痢

備考………HMS-2を標準添加（1.3g/30mL）すると母乳100mLあたり以下の栄養成分が加わる．
熱量 18kcal，蛋白質 0.9g，脂質 0.9g，糖質 1.59g，Na 16.8mg，K 22.5mg，Cl 1.5mg，Ca 90mg，P 54mg

観察のポイント

HMS-2の経口摂取を嫌がる児がいる．
下痢，腹部膨満などの消化器症状に注意する．
体重増加率，ALP，Ca，P，%TRPなどの改善が認められるため，これらをモニターする．

中鎖トリグリセライドオイル
Medium Chain Triglyceride Oil

商品名……マクトンオイル，MCTオイル

形状と規格単位　液剤

適応………脂肪吸収不良時の経口脂肪補充，胆汁分泌不良の際の脂肪補充，極低出生体重児や心不全児のカロリー補充

用法用量…0.5～1mL/kg/日をミルクに混和する．初めは少量から投与し，消化器症状に注意を払いながら，耐えられるようなら，徐々に増量する．

薬理作用…MCTは長鎖脂肪酸と異なり胃から直接吸収されるため，吸収に胆汁酸塩を必要としない．

副作用……過剰摂取により腹部膨満，下痢が起きることがある．

備考………エネルギー 9kcal/g（約9.6kcal/mL）

観察のポイント

腹部膨満，嘔吐，残乳増加，下痢に注意する．

小児TPN用総合アミノ酸製剤
Amino Acid Preparations for Children

商品名……プレアミン-P

形状と規格単位 バッグ　200mL（遊離アミノ酸 0.076g/mL）
アミノ酸組成は備考に示す

適応………新生児の低蛋白血症，低栄養状態，手術前後のアミノ酸補給

用法用量…新生児に，アミノ酸量として1～3g/kg/日を持続点滴静注

薬理作用…分岐鎖アミノ酸の配合比を高く（39%）した小児TPN用総合アミノ酸製剤である.
必須アミノ酸（E）4,240mg/100mL，非必須アミノ酸（N）3,360mg/100mL，E/N 1.26

禁忌………重篤な腎障害，または高窒素血症のある患者，アミノ酸代謝異常の患者

副作用……肝機能障害，アシドーシス，胆汁うっ滞

備考………
- 胎児期には約2g/kg/日の蛋白，アミノ酸が臍帯を通して供給される.
- 本剤200mL中に次のようなアミノ酸が含まれる.

L-イソロイシン	1,600mg
L-ロイシン	3,200mg
L-リシン酢酸塩	1,354mg
L-メチオニン	300mg
L-フェニルアラニン	500mg
L-トレオニン	480mg
L-トリプトファン	240mg
L-バリン	1,200mg
L-アルギニン	2,000mg
L-ヒスチジン	500mg
グリシン	400mg
L-アラニン	1,040mg
L-グルタミン酸	160mg

●アミノ酸製剤

L-アスパラギン酸	160mg
L-プロリン	1,200mg
L-セリン	800mg
L-チロシン	120mg
L-システイン	300mg
タウリン	40mg

観察のポイント

一般症状，黄疸，便の色などを観察する．
肝機能，アンモニアを定期的にチェックする．

精製大豆油
Soybean Oil

商品名……イントラリポス

形状と規格単位 バッグ　20%製剤（大豆油20g/100mL）

適応………術前・術後，急・慢性消化器疾患，消耗性疾患における栄養補給

用法用量…0.5g/kgを24時間かけて持続静注
経静脈栄養を強化する場合は2～3g/kg/日まで増量可（24時間かけて持続静注）

薬理作用…
- グリセリンをもって浸透圧をほぼ等張にしてあるため，経静脈的に大量の熱量を補給することが可能
- 熱量補給の結果，体蛋白質その他窒素源の消費抑制，アミノ酸の利用促進，窒素平衡の改善を図る.
- リノール酸，リノレン酸など必須脂肪酸を豊富に含んでいるため，必須脂肪酸欠乏症に有効である.

禁忌………重篤な肝障害，血液凝固障害のある患者，高脂血症の患者

副作用……静脈炎，発熱，呼吸不全，頻脈，乳び血症，胆汁うっ滞，血小板減少，白血球減少

薬剤相互作用…新生児では静注用アミノ酸製剤との併用で，肝機能障害が悪化することがある（IFALDなど）.

備考………
- 生後日数が短い新生児は脂肪処理能力が低いので，0.08g/kg/時以下の速度で投与する.
- 極低出生体重児では脂肪乳剤投与により高血糖を来す場合がある.
- 必須脂肪酸欠乏を回避するためには0.25g/kg/日程度の脂肪投与が必要になる.
- 10%製剤も販売されているが，新生児ではリン脂質含有量の少ない20%製剤の使用が望ましい.

観察のポイント

呼吸障害のある新生児や極低出生体重児に使用する場合，呼吸障害が悪化する可能性があるので，呼吸数，陥没呼吸，酸素化について観察する．
処理能力以上の脂肪乳剤を投与すると血漿が乳びとなるため，採血の際に確かめる．

17
代謝疾患治療薬

炭酸水素ナトリウム
Sodium Bicarbonate

商品名……メイロン，重ソー，炭酸水素ナトリウム

形状と規格単位　アンプル　7%　Na^+，HCO_3^- 0.83mEq/mL
8.4%　Na^+，HCO_3^- 1.0mEq/mL

適応………代謝性アシドーシス

用法用量…通常，次式より用量を算出し，静脈内投与する．
HCO_3^-必要量（mEq）=0.2×不足塩基量（Base Excess mEq/L）×体重（kg）

薬理作用…HCO_3^-として作用し，体液をアルカリ化する．

副作用……高浸透圧血症，高ナトリウム血症，呼吸抑制，頭蓋内出血，テタニー

薬剤相互作用…メイロンはアルカリ性であり，他の注射剤と混合すると配合変化を起こしやすい．

備考………
- 新生児に高濃度液を投与すると頭蓋内出血を起こすとの報告があるので，必要最少量を注射用水で2%以下の濃度に希釈して，できるだけ緩徐（1mEq/分以下）に投与することが望ましい．
- 血管外へ漏れると組織の炎症・壊死を起こす．
- 代謝性アシドーシスを来す原疾患の治療も行わなければならない．
- 同名で2種類の濃度の製剤が存在するため，注意が必要．病棟内で1種類の製剤に統一しておくことが望ましい．

観察のポイント

代謝性アシドーシスの補正に用いられるが，循環不全の際は，ショック状態のため，血圧，心拍，呼吸をモニターする．
多量を急速に投与すると極低出生体重児では脳室内出血の頻度が高まる可能性があるため，全身状態や急速に進行する貧血の有無などを観察する．

アスホターゼ アルファ
Asfotase Alfa

商品名……ストレンジック

形状と規格単位 バイアル　12mg/0.3mL

適応………低ホスファターゼ血症

用法用量…1mg/kg/doseを週6回，または2mg/kg/doseを週3回皮下投与
患者の状態に応じて，適宜減量する．

薬理作用…
- 低ホスファターゼ血症は，組織非特異型アルカリホスファターゼ（TNSALP）の遺伝子変異による遺伝子疾患である．TNSALP活性が低下することにより，無機ピロリン酸（PPi）およびピリドキサール-5'-リン酸塩（PLP）等の生体内基質が蓄積し，骨石灰化障害，呼吸不全および痙攣発作等の症状を呈する．
- 本剤はヒトTNSALPの触媒領域にヒト免疫グロブリン（Ig）G1のFc領域およびデカアスパラギン酸ペプチドを付加させた糖蛋白質である．主に骨組織において骨石灰化を阻害するPPiを分解し，産生した無機リン酸（Pi）がCaとともにハイドロキシアパタイトを生成することにより骨石灰化を促進する．

副作用……注射部位の局所反応，低カルシウム血症

薬剤相互作用…アルカリホスファターゼを含む免疫反応試薬を用いた臨床検査の測定値に影響を与えることがある．

備考………
- 注射部位反応が報告されているので投与毎に注射部位を変える．
- 5歳未満の患者において低ホスファターゼ血症の合併症としても頭蓋骨縫合早期癒合症が現れる恐れがあるので，頭蓋内圧の測定や視神経乳頭浮腫を確認する眼底検査を定期的に実施するなど，観察を十分

に行う.

- 低ホスファターゼ血症の診断および治療に十分な知識・経験を持つ医師のもとで使用する.

観察のポイント

眼科検査や腎臓の画像検査（超音波検査等）を定期的に実施する.

カルグルミン酸
Carglumic Acid

商品名……カーバグル

形状と規格単位 錠剤　200mg

適応………高アンモニア血症（以下の疾患による．N-アセチルグルタミン酸合成酵素欠損症，イソ吉草酸血症，メチルマロン酸血症，プロピオン酸血症）

用法用量…100～250mg/kg/日，分2～4，水に分散して経口投与．その後は患者の状態に応じて適宜増減する．
分散に際しては水以外の液体は使用しないこと

薬理作用…カルグルミン酸はN-アセチルグルタミン酸（NAG）の構造類似体であり，NAGに代わって尿素サイクルの最初のステップを担うカルバミルリン酸合成酵素1（CPS1）を活性化し，尿素サイクルを賦活化させることにより血中アンモニア濃度を低下させる．

副作用……高揚状態，味覚異常，多汗，発熱

備考………
- 食事による血中アンモニア濃度の上昇を抑制するため，可能な限り食前に投与することが望ましい．
- N-アセチルグルタミン酸合成酵素欠損症などの診断および治療に十分な知識・経験を持つ医師のもとで使用する．

観察のポイント

意識障害などの高アンモニア血症を示唆する症状に注意する．

ニチシノン
Nitisinone

商品名……オーファディン

形状と規格単位 カプセル　2mg，5mg，10mg

適応………高チロシン血症Ⅰ型

用法用量…1mg/kg/日，分2，経口投与
患者の状態に応じて適宜増減するが，2mg/kg/日を上限とする．

薬理作用…
- 遺伝性高チロシン血症Ⅰ型はチロシン分解経路の最終段階にあるフマリルアセト酢酸ヒドロラーゼ（FAH）の遺伝子変異による常染色体劣性遺伝疾患である．FAHの活性が低下することによりチロシン分解経路の中間代謝物であるフマリルアセト酢酸（FAA）およびマレイルアセト酢酸（MAA），これらの代謝物であるサクシニルアセトン（SA）およびサクシニルアセト酢酸（SAA）が肝および腎に蓄積し臓器に障害が生じると考えられている．
- ニチシノンはチロシン分解経路においてFAHよりも上流に位置する4-ヒドロキシフェニルピルビン酸ジオキシゲナーゼを阻害することによりFAA，MAA，SAおよびSAAの産生および蓄積を抑制すると考えられている．

副作用……眼障害，血小板減少，白血球減少，顆粒球減少

薬剤相互作用…フェニトイン，フロセミドと併用するとこれらの薬剤の作用が増強することがある．

備考………
- 診断がつき次第投与を開始する．新生児が眼障害を訴えるのは困難であり，治療開始前には眼の細隙灯顕微鏡検査を行う．
- チロシンおよびフェニルアラニンを制限した食事療法を行うこと
- 尿中サクシニルアセトン濃度，肝機能検査値，血中

α-フェトプロテイン濃度（肝悪性腫瘍の発生がある）等を測定し，それらを総合的に考慮して投与量を調節する．なお，本剤投与開始1カ月後においても尿中サクシニルアセトンが検出される場合には，1.5mg/kg/日に増量することを検討すること

- 高チロシン血症Ⅰ型の診断および治療に十分な知識・経験を持つ医師のもとで使用する．

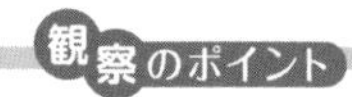

紫斑などの血小板数低下症状の出現に留意する．

●希少疾病用医薬品

ヌシネルセン ナトリウム

Nusinersen Sodium

商品名……スピンラザ

形状と規格単位 バイアル　12mg/5mL（髄注）

適応………脊髄性筋萎縮症

用法用量…
- 通常，ヌシネルセンとして1回につき下表の用量を投与する．いずれの場合も1～3分かけて髄腔内投与する．
- 早産児では在胎週数を考慮し，用量を調節すること

乳児型脊髄性筋萎縮症　初回投与後，2週，4週および9週に投与し，以降4カ月の間隔で投与を行う．

乳児型以外の脊髄性筋萎縮症　初回投与後，4週および12週に投与し，以降6カ月の間隔で投与を行う．

投与時の各日齢	用量	投与液量
0～90日齢	9.6mg	4mL
91～180日齢	10.3mg	4.3mL
181～365日齢	10.8mg	4.5mL
366～730日齢	11.3mg	4.7mL
731日齢～	12mg	5mL

薬理作用…ヌシネルセンはアンチセンスオリゴヌクレオチドであり，*SMN2* mRNA前駆体のイントロン7に結合しエクソン7のスキッピングを抑制することで，エクソン7含有*SMN2* mRNAを生成させ，完全長SMN蛋白を発現させることにより脊髄性筋萎縮症に対する作用を示すと考えられている．

副作用……発熱，頻脈，体温低下

備考………
- 遺伝子検査により*SMN1*遺伝子の欠失または変異を有し，*SMN2*遺伝子のコピー数が1以上であることが確認された患者に投与すること
- 生後8～42日齢の乳児を対象とした臨床試験では，

生後52～242日齢の乳児を対象とした臨床試験と比較して脳脊髄液中薬物濃度が約5倍高値を示した.

- 投与開始前, 投与期間中は定期的に肝機能, 腎機能検査を行う.
- 脊髄性筋萎縮症の診断および治療に十分な知識・経験を持つ医師のもとで使用する.

フェニル酪酸ナトリウム
Sodium Phenylbutyrate

商品名……ブフェニール

形状と規格単位 顆粒剤　94%　940mg/g
錠剤　500mg

適応………尿素サイクル異常症
新生児期に発症する尿素サイクル異常症患者（出生後28日以内に発症する完全な尿素サイクル酵素欠損症患者）および高アンモニア血症の既往を有する遅発型尿素サイクル異常症の患者に用いる.

用法用量…
- 体重20kg未満の新生児，乳幼児および小児：フェニル酪酸Naとして450～600mg/kg/日，分3～6で，食事または栄養補給とともに，もしくは食直後に経口投与
- 投与は少量より開始し，患者の状態，血中アンモニア濃度，血漿中アミノ酸濃度等を参考に適宜増減する.
- 食事制限および必須アミノ酸補給等の十分な栄養管理の下に投与する.

薬理作用…尿素サイクル異常症患者では残余窒素の尿素としての排泄が不十分となることにより高アンモニア血症を呈する．フェニル酪酸Naはヒト生体内でβ酸化により速やかにフェニル酢酸に代謝されてグルタミンと結合しフェニルアセチルグルタミンとして尿中に排泄される．αケトグルタル酸からグルタミン酸を経てグルタミンが生合成される過程でアンモニア2分子が取り込まれるため，フェニル酪酸Na1分子により残余窒素2原子が排泄される.

副作用……高アンモニア血症，脱毛，嘔吐，肺炎

備考………
- 顆粒剤服用時は，食物（固形，液状どちらでも良い）と混合して投与するのが望ましい.
- 顆粒剤を液体と混合するとフェニル酪酸Naのみが

溶け（水10mL に5g），添加剤は溶けない．

- Na含有量が多い（顆粒1g中116mg，錠剤500mg中62mgのNaを含有）．
- 尿素サイクル異常症の診断および治療に十分な知識・経験を持つ医師のもとで使用する．

観察のポイント

尿素サイクル異常症で使用するため，意識障害などの高アンモニア血症を示唆する症状に注意する．

ベタイン
Betaine

商品名……サイスタダン

形状と規格単位　散剤　1g中にベタイン1g

適応………ホモシスチン尿症

用法用量…11歳未満：1回50mg/kgを1日2回経口投与
患者の状態，血漿中総ホモシステイン値，血漿中メチオニン値等を参考に適宜増減する.

薬理作用…ホモシスチン尿症では主にメチオニン代謝経路のシスタチオニンβ合成酵素（CBS）欠損，5,10-メチレンテトラヒドロ葉酸還元酵素（MTHFR）欠損，コバラミン補酵素代謝異常によりメチオニンの代謝産物であるホモシステインが血液や組織中に蓄積する．ベタインは，メチオニン代謝経路において，ベタイン-ホモシステインメチル基転移酵素（BHMT）の基質としてホモシステインにメチル基を供与し，ホモシステインをメチオニンにすることによって体液中のホモシステインを低下させる.

副作用……血漿中メチオニン値上昇に伴う脳浮腫，発熱，下痢，嘔吐

薬剤相互作用…アミノ酸配合剤，バルビツール酸系薬剤，ベンゾジアゼピン系薬剤の内服を併用する時は，服用間隔を30分以上あけることを推奨（これらの薬剤の作用が増強する可能性がある）

備考………
- 食事療法を含めた十分な栄養管理の下に投与する必要がある.
- 定期的に血漿中総ホモシステイン値および血漿中メチオニン値を測定し，血漿中総ホモシステイン値については可能な限り低く抑えるよう注意し，血漿中メチオニン値については上昇に注意すること
- ホモシスチン尿症の診断および治療に十分な知識・

経験を持つ医師のもとで使用する.

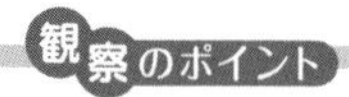

哺乳力低下や大泉門膨隆などの脳浮腫症状に注意する.

メチルチオニニウム塩化物水和物
Methylthioninium Chloride Hydrate

商品名……メチレンブルー

形状と規格単位 アンプル 50mg/10mL

適応………中毒性メトヘモグロビン血症

用法用量…
- 新生児，3カ月以下の乳児：0.3〜0.5mg/kg/doseを5分以上かけて静注．投与1時間以内に症状が改善しない場合は必要に応じ同量を繰り返し投与可能
- 生後3カ月を過ぎた乳幼児，小児，成人：1〜2mg/kg/doseを5分以上かけて静注．投与1時間以内に症状が改善しない場合は，必要に応じ同量を繰り返し投与可能

累積投与量は7mg/kgまで（アニリンまたはジアフェニルスルホンによるメトヘモグロビン血症の場合は4mg/kgまで）

薬理作用…赤血球において，NADPH還元酵素存在下でメチルチオニニウム塩化物（メチレンブルー）より生成したロイコメチレンブルーが，メトヘモグロビンをヘモグロビンに還元して，メトヘモグロビン血症を改善する．

禁忌………グルコース-6-リン酸脱水素酵素欠損症の患者，NADP還元酵素欠損症の患者

副作用……メトヘモグロビン血症の増悪，溶血性貧血，腎不全

薬剤相互作用…新生児では特記事項なし

備考………本剤が血管外に漏出した場合，注射部位に皮膚壊死等が起こる可能性がある．

観察のポイント

新生児では本剤の投与によりメトヘモグロビン血症の増悪や溶血を起こしやすいため，状態を観察しながら慎重に投与する．繰り返し投与を行う場合は，特に注意する．

18 外用薬

抗菌点眼薬

散瞳薬

皮膚保護剤

皮膚収れん剤

炎症性皮膚疾患治療剤

抗菌外用薬

抗真菌塗布薬

ステロイド外用薬

オフロキサシン

Ofloxacin：OFLX

商品名……タリビッド点眼液，オフロキサシン点眼液，オフテクター点眼液

形状と規格単位 液剤　0.3%　5mL

適応………眼瞼炎，涙嚢炎，結膜炎，角膜炎，眼科周術期の無菌化療法

用法用量…1回1滴，1日3回点眼

薬理作用…DNAジャイレース（トポイソメラーゼⅡ）活性およびトポイソメラーゼⅣ活性の阻害により，細菌のDNA合成を阻害する．

副作用……過敏症のため発疹，眼瞼発赤，浮腫を来すことがある．

備考………
- グラム陽性球菌，グラム陰性桿菌，クラミジアなど広範囲に抗菌作用がある．
- 耐性菌の発現等を防ぐため，原則として感受性を確認し，疾病の治療上必要な最小限の期間の投与にとどめる．
- 類似名のオフサロン点眼液はクロラムフェニコール点眼薬である．

観察のポイント

新生児眼炎やブドウ球菌による結膜炎などに用いられるので，眼脂，結膜充血などを観察する．

レボフロキサシン 水和物

Levofloxacin Hydrate；LVFX

商品名……クラビット点眼液，レボフロキサシン点眼液

形状と規格単位　液剤　0.5%，1.5%　5mL

適応………眼瞼炎，涙嚢炎，結膜炎，角膜炎，眼科周術期の無菌化療法

用法用量…1回1滴，1日3回点眼

薬理作用…DNAジャイレース（トポイソメラーゼⅡ）活性およびトポイソメラーゼⅣ活性の阻害により，細菌のDNA合成を阻害する．

副作用……過敏症のため発疹，眼瞼発赤，浮腫を来すことがある．

備考………
- グラム陽性球菌，グラム陰性桿菌，クラミジアなど広範囲に抗菌作用がある．
- 耐性菌の発現等を防ぐため，原則として感受性を確認し，疾病の治療上必要な最小限の期間の投与にとどめる．

観察のポイント

新生児眼炎やブドウ球菌による結膜炎などに用いられるので，眼脂，結膜充血などを観察する．

トロピカミド／フェニレフリン 塩酸塩

Tropicamide ／ Phenylephrine Hydrochloride

商品名……ミドリンP点眼液，サンドールP点眼液

形状と規格単位 液剤 25mg/5mL

適応………診断および治療を目的とする散瞳

用法用量…散瞳：1回1～2滴を点眼．または1回1滴を3～5分おきに2回点眼．患者の状態で適宜増減する．

薬理作用…トロピカミドは瞳孔括約筋の弛緩，フェニレフリンは瞳孔散大筋の収縮により散瞳を示す．

禁忌………緑内障および狭隅角や前房が浅いなどの眼圧上昇の素因のある患者

副作用……徐脈，腹部膨満，無呼吸発作（特に低出生体重児）

備考………散瞳前には前眼部の診察を行うことが推奨される．

観察のポイント

鼻涙管を通過した薬液が吸収され，蠕動運動を抑制し，腹部膨満などの消化管症状を起こすことがある．

眼底検査終了後も腹部膨満，無呼吸，徐脈が起きないか観察する．

白色ワセリン

White Petrolatum

商品名……白色ワセリン，プロペト

形状と規格単位	軟膏基剤　100g，200g，500g

適応………皮膚保護，一般軟膏基剤

用法用量…1日1～数回，適量を患部に塗擦またはガーゼ等にのばして貼付

薬理作用…吸水性と皮膚への浸透性が少なく，粘度が高いため皮膚保護に働く．

副作用……発赤，掻痒感

備考………刺激性要素をほとんど含有せず，一般軟膏の基剤として調剤に用いられる．

観察のポイント

乾燥・発赤など皮膚状態の観察を行う．

ヘパリン類似物質
Heparinoid

商品名……ヒルドイド，ビーソフテン，ヘパリン類似物質外用

形状と規格単位		
	クリーム	0.3% 25g，50g，100g
	ソフト軟膏	0.3% 25g，50g
	ローション	0.3% 25g，50g
	フォーム	0.3% 92g
	スプレー	0.3% 100g，200g

適応………皮脂欠乏症，外傷後の腫脹，血腫，関節炎，血栓性静脈炎，肥厚性瘢痕，ケロイドの予防と治療

用法用量…1日1～数回，適量を患部に塗擦またはガーゼ等にのばして貼付

薬理作用…抗炎症作用，鎮痛作用，血流増加作用，血液凝固抑制

禁忌………出血性血液疾患（血友病，血小板減少症，紫斑病等）のある患者

備考………潰瘍，びらん面に直接塗布しない．

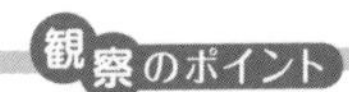

乾燥・発赤など皮膚状態の観察を行う．

酸化 亜鉛
Zinc Oxide

商品名……亜鉛華単軟膏，サトウザルベ軟膏

形状と規格単位　10% 500g（亜鉛華単軟膏）
10% 500g，20% 500g（サトウザルベ）

適応………皮膚疾患（外傷，熱傷，凍傷，湿疹，皮膚炎，びらん，潰瘍など）の収れん，消炎，保護

用法用量…症状に応じて1日1～数回，塗擦または貼付する．

薬理作用…酸化亜鉛は局所収れん作用，保護作用および軽度の防腐作用を有し，炎症皮膚面において，炎症を抑え，組織修復を促進させる．また，痂皮を軟化させ，湿潤面を乾燥化させる．

禁忌………重度または広範囲の熱傷（酸化亜鉛が創傷部位に付着し組織修復を遅延させることがある）

副作用……過敏症状，湿疹

備考………眼科用としては使用しないこと

観察のポイント

オムツ皮膚炎に頓用される．
塗布後も皮膚状態の観察を続ける．

●炎症性皮膚疾患治療剤

ジメチルイソプロピルアズレン

Dimethyl Isopropylazulene

商品名……アズノール

形状と規格単位 軟膏　0.033%　20g

適応………湿疹，熱傷，その他によるびらんおよび潰瘍

用法用量…症状に応じて適量を1日数回塗布

薬理作用…抗炎症作用，ヒスタミン遊離抑制，白血球遊走阻止作用，抗潰瘍作用をもつ.

副作用……皮膚掻痒感

備考………
- 淡青色-淡青緑色の軟膏剤で，わずかに特異なにおいがある.
- 眼科用としては使用しないこと

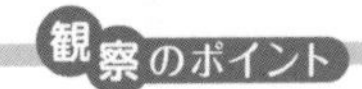

塗布後も皮膚状態の観察を続ける.

ゲンタマイシン硫酸塩
Gentamicin Sulfate；GM

商品名……ゲンタシン，ゲンタマイシン硫酸塩

形状と規格単位
軟膏　0.1%　10g
クリーム　0.1%　10g

適応………表在性皮膚感染症，慢性膿皮症，びらん・潰瘍の二次感染

用法用量…1日1～数回，患部に塗布するか，あるいはガーゼ等にのばしたものを患部に貼付する．

薬理作用…細菌の蛋白合成を阻害し，殺菌的に作用する．

副作用……皮膚発赤，発疹，腎障害，難聴

備考………耐性菌の発現を防ぐため，長期連用は行わないこと

観察のポイント

皮膚感染症状が軽快したら中止する．
皮膚が未熟な早産児では皮膚感染から全身感染症を起こすことがあるため，全身の感染兆候の出現にも注意する．

バシトラシン／フラジオマイシン硫酸塩
Bacitracin ／ Fradiomycin Sulfate

商品名……バラマイシン

形状と規格単位　軟膏　0.2%　10g

適応………表在性皮膚感染症，深在性皮膚感染症，慢性膿皮症，外傷・熱傷および手術創等の二次感染，びらん・潰瘍の二次感染

用法用量…1日1～数回，直接患部に塗布または塗擦するか，滅菌ガーゼ等にのばして貼付する．症状により適宜増減

薬理作用…バシトラシンは細胞壁合成を阻害し，フラジオマイシンは蛋白合成を阻害することにより抗菌作用を現す．

副作用……皮膚発赤，発疹，腎障害，難聴

備考………耐性菌の発現を防ぐため，長期連用は行わないこと

観察のポイント

皮膚感染症状が軽快したら中止する．
皮膚が未熟な早産児では皮膚感染から全身感染症を起こすことがあるため，全身の感染兆候の出現にも注意する．

ムピロシン カルシウム水和物

Mupirocin Calcium Hydrate

商品名……バクトロバン

形状と規格単位 軟膏　2%　3g（鼻腔用）

適応………MRSA感染症を発症する危険性の高い免疫機能低下状態にある患者，易感染患者から隔離することが困難な入院患者

用法用量…1日3回，鼻腔内塗布，3日間

薬理作用…細菌の蛋白合成の初期段階において，イソロイシル-tRNA合成酵素とイソロイシンのAMP複合体の生成を阻害することにより，細菌のリボソームにおけるペプチド合成を阻害し，細菌内の蛋白合成を抑制する．

備考………
- 鼻腔内に損傷部位がある場合は慎重に投与する．
- 耐性菌発現予防のため，漫然と長期投与は行わない．
- 治療目的では使用しない．

観察のポイント

MRSAは鼻前庭部の培養で検出されやすい．
MRSAの水平感染対策には標準予防策とPPE着脱が最も重要である．

●抗真菌塗布薬

クロトリマゾール

Clotrimazole

商品名……エンペシド

形状と規格単位 クリーム　1%　10g

適応………白癬，皮膚カンジダ症，癜風（でんぷう）

用法用量…1日2～3回，病変部に塗布

薬理作用…真菌細胞の細胞膜，核膜の膜系構造のリン脂質分子に特異的親和性を有し，その透過性を変化させることで抗真菌作用を示す．

副作用……皮膚炎，発赤，紅斑

観察のポイント

皮膚が未熟な早産児では皮膚感染から全身感染症を起こすことがあるため，病変部の観察だけでなく全身の感染兆候の出現にも注意する．

テルビナフィン 塩酸塩
Terbinafine Hydrochloride

商品名……ラミシール

形状と規格単位 クリーム　1%　10g

適応………白癬，皮膚カンジダ症，癜風（でんぷう）

用法用量…1日1回，病変部に塗布

薬理作用…
- 真菌細胞内のスクアレンエポキシダーゼを選択的に阻害して，スクアレンの蓄積ならびにエルゴステロールの含量を低下させ，抗真菌作用を示す．
- *C. albicans*に対しては低濃度から部分的発育阻止効果を示し，高濃度では直接的細胞膜障害作用により抗真菌活性を示す．

副作用……皮膚炎，発赤，紅斑

観察のポイント

皮膚が未熟な早産児では皮膚感染から全身感染症を起こすことがあるため，病変部の観察だけでなく全身の感染兆候の出現にも注意する．

ヒドロコルチゾン 酪酸エステル

Hydrocortisone Butylate

商品名……ロコイド

形状と規格単位
軟膏　0.1%　5g，10g
クリーム　0.1%　5g，10g

適応………湿疹，脂漏性湿疹を含む皮膚炎群

用法用量…1日1～数回，病変部に塗布

薬理作用…経皮的なステロイド吸収による作用

副作用……皮膚感染の増悪，ステロイドざ瘡，皮膚萎縮，毛細血管拡張，皮膚真菌症

備考………
- 眼瞼皮膚への使用は眼圧亢進を起こすことがあるため，注意を要する.
- 長期・大量・広範囲の使用で，皮膚感染症だけでなく下垂体・副腎機能抑制が起こることがあるため，注意を要する.

観察のポイント

皮膚病変の変化を観察する．皮膚感染を合併することがあるので，発疹の出現に注意しながら観察する.

19
造影剤

水溶性消化管造影剤

アミドトリゾ酸
Amidotrizoic Acid

商品名……ガストログラフイン 経口・注腸用

形状と規格単位 ボトル 100mL（ヨード370mg/mL含有）

適応………消化管造影

適用外使用…胎便関連腸閉塞

用法用量…3～6倍量に希釈して用いる.

薬理作用…本剤の主成分（アミドトリゾ酸）の構成元素であるヨウ素は，高いX線吸収能をもつ．これに基づき，本剤の存在部位と他の生体組織との間にX線画像上のコントラストが生じる.

禁忌………ヨードまたはヨード造影剤に過敏症の患者

副作用……
- 原液あるいは高濃度で投与すると，高浸透圧のため消化管粘膜の障害を起こし，腸炎（壊死性腸炎）の誘因になる可能性がある．高張液のため腸からほとんど吸収されない.
- 誤嚥した場合に，呼吸困難，肺水腫を引き起こすことがある.

備考………
- 血管内に注射しないこと
- 極低出生体重児の胎便排泄を促すために，3～6倍に希釈して1～2mL/kgを注腸することがある（効果機序は不明）.
- 経管的な胃内投与が胎便排泄に対して有効性を示す報告もあるが，誤嚥の危険もあり賛否両論がある.

観察のポイント

主に消化管の通過障害などの精査で使用するため，腹部膨満や排便状態などの消化管の状況に注意して観察を行う.
ヨードを含有しているので，低出生体重児では甲状腺機能低下症状の出現に注意する.

20
消毒薬

消毒用エタノール

Ethanol for Disinfection

商品名……消毒用エタノール

形状と規格単位 ボトル　70～80%　500mLなど

適応………手指・皮膚の消毒，手術部位（手術野）の皮膚の消毒，医療機器の消毒

用法用量…そのまま消毒部位に塗布する.

薬理作用…エタノールの殺菌力上の最適濃度は，50～80%の間が適当とされている．細菌の芽胞に対してはほとんど作用しないか，または非常に弱いことが認められている．10～20%では10分間以上作用させないと効力はなく，しだいに濃度を増すにつれ殺菌力は強く，60～90%の間では最初の数秒間で強力に殺菌するが，90%以上では作用が弱くなる.

副作用……皮膚刺激症状，発疹

備考………
- 損傷皮膚，粘膜には使用しない.
- 広範囲または長期間使用する場合には，蒸気の吸入に注意する.
- 引火性，爆発性があるため，火気には十分注意する.

観察のポイント

眼に入らないように注意する.
反復使用した場合には，脱脂による肌荒れを起こすことがあるので注意する.

ポビドンヨード

Povidone-Iodine

商品名……イソジン，ポビドンヨード，イオダイン，ポピヨドン

形状と規格単位 ボトル　7.5%，10%

適応………手指，皮膚の消毒，手術野の皮膚･粘膜の消毒，皮膚･粘膜の創傷部位の消毒，感染皮膚面の消毒

用法用量…
- 手指の消毒には適量を用い，少量の水で摩擦し，よく泡立たせた後に流水で洗う.
- 皮膚・粘膜の消毒には本剤を塗布する.

薬理作用…広範囲の微生物に抗菌力を持ち，ウイルスにも殺菌作用を示す.

副作用……ヨード過敏，ヨウ素疹，掻痒感

備考………
- 新生児に使用して甲状腺機能低下症を発症した報告がある.
- 深い創傷に使用する場合の希釈液としては，生理食塩水か注射用水を用いる.
- 石けん類は本剤の殺菌作用を弱めるので，石けん分を洗い落としてから使用する.

観察のポイント

眼に入らないように注意する.
皮疹の出現に注意する.
穿刺あるいは外科手術時の皮膚消毒の際は，塗布後の乾燥を待って手技を行うことが大切である.

ベンゼトニウム塩化物
Benzethonium Chloride

商品名……ハイアミン

形状と規格単位	ボトル　10%（希釈して使用）　1,000mL

適応………0.02%：皮膚粘膜の創傷部位の消毒，感染皮膚面の消毒
0.025%：皮膚粘膜の創傷部位の消毒，感染皮膚面の消毒
0.05%：手指・皮膚の消毒，皮膚粘膜の創傷部位の消毒，感染皮膚面の消毒

用法用量…手指・皮膚の消毒は石けんで十分に洗浄し，水で石けんを十分洗い落とした後，0.05～0.1%溶液に浸して洗い，滅菌ガーゼでふき取る.

薬理作用…
- 芽胞のない細菌，真菌に広く抗菌力をもち，グラム陽性菌には陰性菌よりも低濃度で効果を示す.
- 結核菌，大部分のウイルスには殺菌効果は期待できない.

副作用……過敏症，発疹，掻痒感

備考………石けん分が残っていると殺菌作用を減弱させる.

観察のポイント

皮疹の出現に注意する.
穿刺あるいは外科手術時の皮膚消毒の際は，塗布後の乾燥を待って手技を行うことが大切である.

21
ワクチン

不活化ワクチン
生ワクチン
筋注用ヒト免疫グロブリン製剤

◎**ワクチンに関する一般的事項**

- 不活化ワクチン接種からは6日以上，生ワクチン接種からは27日以上の間隔をあけて，次のワクチン接種を行う.
- 必要な場合には複数のワクチンを同時に接種することが可能である（ただし，ワクチンを混合して接種してはいけない）.
- 発熱を認める者，急性期疾患に罹患している者には接種を行ってはいけない.

ヒブワクチン

乾燥ヘモフィルスｂ型ワクチン（破傷風トキソイド結合体）

商品名……アクトヒブ

形状と規格単位　バイアル（専用溶解液とシリンジ付き）

適応………インフルエンザ菌b型（Hib）による感染症の予防

用法用量…添付溶剤0.5mLで溶解し，その全量を1回分とする．

- 初回免疫：通常3回，いずれも4～8週間の間隔で皮下に注射する．ただし，医師が必要と認めた場合には3週間の間隔で接種することができる．
- 追加免疫：初回免疫後おおむね1年の間隔を置いて1回皮下に注射する．

本剤の接種は2カ月齢以上5歳未満の間にある者に行うが，標準として2カ月齢以上7カ月齢未満で接種を開始すること

接種開始齢が7カ月齢以上12カ月齢未満の場合

- 初回免疫：通常2回，4～8週間の間隔で皮下に注射する．ただし，医師が必要と認めた場合には3週間の間隔で接種することができる．
- 追加免疫：通常，初回免疫後おおむね1年の間隔を置いて1回皮下に注射する．

接種開始齢が1歳以上5歳未満の場合　通常，1回皮下に注射する．

薬理作用…Hibの感染防御抗原は，その莢膜多糖体のPRPである．本剤によってIgGである抗PRP抗体が誘導される．抗PRP抗体価に相関して，血清には殺菌活性およびオプソニン活性が認められる．

副作用……接種部位の紅斑・腫脹・疼痛，発熱

肺炎球菌ワクチン

沈降13価肺炎球菌結合型ワクチン（無毒性変異ジフテリア毒素結合体）

商品名……プレベナー13

形状と規格単位　プレフィルドシリンジ　0.5mL

適応………肺炎球菌（血清型1，3，4，5，6A，6B，7F，9V，14，18C，19A，19Fおよび23F）による侵襲性感染症の予防

用法用量…
- 初回免疫：通常，1回0.5mLずつを3回，いずれも27日間以上の間隔で皮下に注射する．
- 追加免疫：通常，1回0.5mLを1回，皮下に注射する．ただし，3回目接種から60日間以上の間隔を置く．

本剤の接種は2カ月齢以上6歳未満の間にある者に行う．

標準として2カ月齢以上7カ月齢未満で接種を開始すること．ただし，3回目接種については，12カ月齢未満までに完了し，追加免疫は12カ月齢以降，標準として12～15カ月齢の間に行うこと

接種もれ者に対しては，下記の接種間隔および回数による接種とすることができる．

- 7カ月齢以上12カ月齢未満（接種もれ者）：初回免疫：1回0.5mLずつを2回，27日間以上の間隔で皮下に注射する．追加免疫：1回0.5mLを1回，2回目の接種後60日間以上の間隔で，12カ月齢以降，皮下に注射する．
- 12カ月齢以上24カ月齢未満（接種もれ者）：1回0.5mLずつを2回，60日間以上の間隔で皮下に注射する．
- 24カ月齢以上6歳未満（接種もれ者）：1回0.5mLを皮下に注射する．

薬理作用…肺炎球菌ポリサッカライドワクチンは，T細胞に依存

しない免疫応答を惹起するが，乳幼児に対して十分な免疫原性を確保することは困難である．しかし，無毒性変異ジフテリア毒素（CRM197）等のキャリア蛋白を結合した結合型ワクチンは，T細胞依存性抗原として機能するため免疫記憶が成立し，乳幼児および成人において機能的かつ有効な抗体産生を促し，ブースター効果を誘導することが確認されている．

副作用……接種部位の紅斑・腫脹・疼痛，発熱

備考………
- 接種液を使用直前によく振り混ぜ均一になるように懸濁する．
- 誤って凍結させたものは品質が変化している恐れがあるので，使用してはならない．

四種混合ワクチン

沈降精製百日せきジフテリア破傷風不活化ポリオ（セービン株）混合ワクチン

商品名……クアトロバック，テトラビック

形状と規格単位　プレフィルドシリンジ　0.5mL

適応………百日せき，ジフテリア，破傷風および急性灰白髄炎の予防

用法用量…
- 初回免疫：小児に通常，1回0.5mLずつを3回，いずれも3週間以上の間隔で皮下に注射する．
- 追加免疫：小児に通常，初回免疫後6カ月以上の間隔をおいて，0.5mLを1回皮下に注射する．生後3カ月から90カ月までの間にある者に行う．

初回免疫については，標準として生後3カ月から12カ月までの者に3～8週間の間隔で，追加免疫については，標準として初回免疫終了後12カ月から18カ月を経過した者に接種する．

薬理作用…有効成分に対して一定（発症防御レベル）以上の抗体の産生を誘導し，百日せき，ジフテリア，破傷風および急性灰白髄炎の発症を予防する．

副作用……接種部位の紅斑・腫脹・疼痛，発熱．重篤なものとして脳症，痙攣

備考………
- シリンジを使用直前に2～3回反転し，薬液を均等にして使用する．
- アルミニウムを含む沈降ワクチンであるので，小さい硬結が1カ月ぐらい残存することがある．
- 2回以上の被接種者には，ときに著しい局所反応を呈することがあるが，通常，数日中に消失する．

B型肝炎ワクチン

組換え沈降B型肝炎ワクチン（酵母由来）

商品名……ビームゲン，ヘプタバックス

形状と規格単位　バイアル　0.25mL，0.5mL
プレフィルドシリンジ　0.25mL，0.5mL（ヘプタバックスのみ）

適応………B型肝炎の予防，B型肝炎ウイルス母子感染の予防（抗HBs人免疫グロブリンとの併用）

用法用量…B型肝炎の予防　生後1歳に至るまでの間にある者に対し，標準として生後2カ月に至った時から生後9カ月に至るまでの間に0.25mLずつを4週間隔で2回，さらに20～24週を経過した後に1回0.25mLを皮下注射する．ただし，10歳以上の者には，0.5mLずつを同様の投与間隔で皮下注射する．能動的HBs抗体が獲得されていない場合には追加注射をする．
B型肝炎ウイルス母子感染の予防　0.25mLを1回，生後12時間以内を目安に皮下に注射する，さらに0.25mLずつを初回注射の1カ月後および6カ月後の2回，同様の用法で注射する．能動的HBs抗体が獲得されていない場合には追加注射をする．

薬理作用…ワクチンの主成分は，遺伝子組換えによって酵母中に産生させたB型肝炎ウイルス表面抗原（HBs抗原）蛋白質である．このHBs抗原を生体に投与することにより，B型肝炎ウイルスの中和抗体であるHBs抗体を産生させる．

副作用……接種部位の紅斑・腫脹・疼痛，発熱

備考………
- B型肝炎ウイルス母子感染の予防における初回注射の時期は，被接種者の状況に応じて生後12時間以降とすることもできるが，その場合であっても生後できるだけ早期に行うこと
- B型肝炎ウイルス母子感染の予防には，抗HBs人免疫グロブリンを併用すること

ロタウイルスワクチン
Rotavirus Vaccine

商品名……ロタテック，ロタリックス

形状と規格単位 液剤（専用チューブ容器）

適応………ロタウイルスによる胃腸炎の予防（生後6週以降）

用法用量…
- ロタリックス：4週間以上の間隔を置いて2回経口接種し，接種量は毎回1.5mL

生後6週以上で初回接種を開始し，遅くとも生後24週までには接種を完了させること．早産児においても同様に接種することができる．初回接種は生後14週6日までに行うことを推奨

- ロタテック：4週間以上の間隔を置いて3回経口接種し，接種量は毎回2mL

生後6週以上で初回接種を開始し，遅くとも生後32週までに3回の接種を完了させること．早産児においても同様に接種することができる．初回接種は生後14週6日までに行うことを推奨

薬理作用…ロタウイルスG1P［8］，G2P［4］，G3P［8］，G4P［8］，G9P［8］に対する予防効果が示唆されている（中和抗体が誘導されるが，ロタウイルス胃腸炎に対して防御作用を示す免疫学的機序は明らかではない）．

禁忌………
- 腸重積症の発症を高める可能性のある未治療の先天性消化管障害（メッケル憩室等）を有する者
- 重症複合免疫不全（SCID）を有する者

副作用……易刺激性，下痢，嘔吐，腸重積

備考………
- 経口接種だけに限り，絶対に注射してはならない．
- ロタリックスは，接種直後にワクチンの大半を吐き出した場合は，改めて本剤1.5mLを接種させることができる．
- ロタテックは，接種直後に吐き出した場合は，その回の追加接種は行わないこと（臨床試験における検

討は行われていない）
- わが国では2020年10月1日から定期予防接種として公費助成予定（対象者は2020年8月以降の出生児）

観察のポイント

ワクチン由来ウイルスの糞便中への排泄が認められる（平均10日間）ため，ワクチン接種を受けた患者のオムツ交換後の手洗い等の実施に注意する．

BCG

商品名……乾燥BCGワクチン

形状と規格単位 アンプル（専用懸濁用液あり）

適応………結核の予防

用法用量…12カ月未満に接種（標準的には5～7カ月での接種を推奨）

- 添付の溶剤を加え80mg/mLの濃度均一の懸濁液とし，接種部位の皮膚を緊張させ懸濁液を塗った後，経皮用接種針（9本針植え付けの管針）を接種皮膚面に対してほぼ垂直に保ち，これを強く圧迫して行う．
- 通常上腕外側のほぼ中央部に接種する．
- 接種カ所は2カ所として，管針の円跡は互いに接するように行う．
- 押し終わったら，ワクチンを塗り広げた時と同様に，管針のツバの側面で皮膚上のワクチンを2～3回，針痕になすりつける．

薬理作用…接種によりTリンパ球とマクロファージを主体とした細胞性免疫が誘導される．BCGと結核菌は共通の抗原を持つ．BCG接種者に結核菌の感染が起こると，マクロファージが活性化され結核菌を効率的に貪食・殺菌することにより結核感染の進展を抑える．

禁忌………免疫機能に異常のある疾患を有する者，免疫抑制を来す治療を受けている者，結核の既往のある者

副作用……接種局所の反応（発赤，腫脹，硬結，痂皮形成），リンパ節腫大，BCG感染症

薬剤相互作用…ステロイド，免疫抑制剤使用中の場合は，播種性BCG感染を招く危険があるので本ワクチンの接種を行わない．

備考………• 生きたBCGを含む乾燥製剤である．

- 経皮接種用ワクチンであり，皮内等に注射すると強い局所反応を呈するので絶対に注射してはならない．

観察のポイント

接種後1～4週の間，接種部位に発赤，硬結，腫脹，痂皮形成などの局所反応を呈し，特に反応が強い場合は膿疱をつくることもあるが，痂皮を形成して1～3カ月で消退する．
接種後10日以内に接種局所の反応が出現した場合（コッホ現象）は，被接種者が結核に感染している可能性があるため，結核感染に関する検査を行う．

●筋注用ヒト免疫グロブリン製剤

抗HBs人免疫グロブリン
Hepatitis B Immune Globulin（Human）

商品名……ヘブスブリン，抗HBs人免疫グロブリン

形状と規格単位 バイアル　200単位（筋注用）

適応………新生児のB型肝炎予防（原則として，沈降B型肝炎ワクチンとの併用）

用法用量…添付の溶剤（日本薬局方注射用水）で溶解する．
- 初回注射：0.5～1.0mL（100～200単位）を筋肉内に注射する．初回注射の時期は生後5日以内とする．なお，生後12時間以内が望ましい．
- 追加注射：0.16～0.24mL/kg（32～48単位/kg）を投与する．

新生児の注射量が1mLの場合には，0.5mLずつ2カ所に分けて注射すること

薬理作用…血中に入ったB型肝炎ウイルス（HBV）は肝細胞に取り込まれ増殖する．本剤の主成分は免疫抗体であり，血中に存在しているHBVは肝細胞に取り込まれる前に血流中で抗HBs抗体により中和処理される．HBVが肝細胞に侵入した後では，本剤を受動免疫として投与しても効果は期待できない．

副作用……接種部位の紅斑・腫脹・疼痛

薬剤相互作用…本剤の投与を受けた者は，非経口生ワクチンの効果が得られない恐れがあるので，生ワクチンの接種は本剤投与後3カ月以上延期すること

備考………
- ヒト血液を原料とした血漿分画製剤である．
- 筋肉内注射にのみ使用すること．決して静脈内に注射してはならない．
- 免疫抗体で中和処理を行うため，出生時に新生児のHBs抗原検査を行う必要はない．

22

モノクローナル抗体製剤

●モノクローナル抗体製剤

パリビズマブ
Palivizumab

商品名……シナジス

形状と規格単位 バイアル　50mg/0.5mL，100mg/1.0mL

適応………下記の新生児，乳児および幼児におけるRSウイルス（respiratory syncytial virus）感染による重篤な下気道疾患の発症抑制

RSウイルス感染流行初期

- 在胎期間28週以下の早産で，12カ月齢以下の新生児および乳児
- 在胎期間29～35週の早産で，6カ月齢以下の新生児および乳児
- 過去6カ月以内に気管支肺異形成症（BPD）の治療を受けた24カ月齢以下の新生児，乳児および幼児
- 24カ月齢以下の血行動態に異常のある先天性心疾患（CHD）の新生児，乳児および幼児
- 24カ月齢以下の免疫不全を伴う新生児，乳児および幼児
- 24カ月齢以下のダウン症候群の新生児，乳児および幼児

用法用量…15mg/kgをRSウイルス流行期を通して月1回筋注

薬理作用…シナジスはRSウイルスのF蛋白質上の抗原部位A領域に対する特異的ヒト化モノクローナル抗体である．RSウイルスが宿主細胞に接着・侵入する際に重要な役割を果たすF蛋白質に結合してウイルスの感染性を中和し，ウイルスの複製および増殖を抑制する．

副作用……注射部位の局所反応，発熱，血小板減少

備考………
- 投与中に患者がRSウイルスに感染した場合においても，再感染による重篤な下気道疾患の発症を抑制するためにRSウイルスの流行期間中は本剤を継続投与することが推奨される．

- RSウイルスに特異的に作用するためワクチン接種による免疫応答を妨げない.

観察のポイント

RSウイルス感染を予防するものではなく重症化を予防するための薬剤である.投与している児においても細気管支炎症状がある場合は,RSウイルス感染を念頭に置く.

ラニビズマブ
Ranibizmab

商品名……ルセンティス

形状と規格単位 バイアル　10mg/1mL

適応………未熟児網膜症

用法用量…
- 1回0.2mg（0.02mL）を硝子体内に投与
- 治療反応が得られた後に疾患活動性の増加を認めた場合は再投与できるが，1カ月以上の間隔をあけること

薬理作用…ラニビズマブは，VEGFに対するヒト化モノクローナル抗体のFab断片である．VEGFの2種のアイソフォーム（VEGF121およびVEGF165）およびプラスミン分解産物で生物活性を有するVEGF110に結合親和性を示すことで，VEGFによって誘発される血管内皮細胞の増殖を抑制する．

禁忌………眼または眼周囲に感染のある患者

副作用……結膜出血，角膜出血，重大な副作用として眼障

備考………
- 臨床試験では，レーザー網膜光凝固法と比較して同等以上の治療成績であった．
- 初回治療における両眼同日投与は避け，片眼での安全性を十分に評価した上で対側眼の治療を行うこと
- 投与後に治療反応が得られない場合は，他の治療への切り替えを考慮すること
- 自然治癒が期待できる軽症例および外科的手術の適応となる重症例における本剤の投与意義は明確になっていない．本剤による治療を開始する場合は，患者状態，病変の部位･病期による重症度を考慮し，投与の要否を判断すること

観察のポイント

網膜疾患に関する専門知識を有し，硝子体内注射の投与手技に関する十分な知識・経験のある眼科医のみが本剤を投与すること

配合変化一覧

薬品名	KCl	アルプロスタジル	アンピシリン	イブプロフェン	インドメタシン	モルヒネ	オルプリノン	カフェイン	カルチコール®	ゲンタマイシン	炭酸水素ナトリウム	デクストメデトミジン	ドキサプラム
KCl		○	○	○	○	○			○			△	
アルプロスタジル	○		○					○		○			
アンピシリン	○	○				○	○		○	×	×	△	
イブプロフェン	○					○		×			○		
インドメタシン	○							×	×	×	○		
モルヒネ	○		○	○				○		○	○	△	
オルプリノン			○							○	○		
カフェイン		○		×	×	○			○	○	○		○
カルチコール®	○		○		×			○				△	○
ゲンタマイシン		○	×		×	○	○	○				△	○
炭酸水素ナトリウム			×	○	○	○	○	○				△	
デクストメデトミジン	△		△			△			△	△	△		
ドキサプラム								○	○	○			
ドパミン	○	○	×	○	×	○	○	○		○	×	△	
ドブタミン	○	○		×	×	○	○	○	○		×	△	
ニトログリセリン		○				○	○	×				△	
ノルアドレナリン	△				×	△	○		△	△	×		
バンコマイシン	○	○	○			○		○	○		○	△	○
ハンプ®		○				○	○		×			△	
ヒューマリン®	△		△	△	△	△			△	△	△	△	△
フェノバルビタール				○		○		○	○		○	△	○
フェンタニル	△	△			△	△			△	△	△	△	○
プレアミンP®	○		△						○	△	○		
フロセミド	○	○	○	○	○	○	○	×	○	×	○	△	
ベクロニウム		○		×		○				○		△	
ヘパリン	○		○	○		○	○	○	○	△	○	△	○
マンニトール	○		○		○	○	○		○	○	○	△	
ミダゾラム	○		×			○	○		○	○	×	△	
ミルリノン	○		○			○			○	○	○	△	
ロクロニウム												△	

側管からの合流について，インタビューフォームや海外の資料から調べたものである．

記号の説明　○配合しても成分に変化は認めない．

△混合時の濃度によって白濁や成分に変化が生じる．×配合禁

ドパミン	ドブタミン	ニトログリセリン	ノルアドレナリン	バンコマイシン	ハンプ®	ヒューマリン®	フェノバルビタール	フェンタニル	プレアミンP®	フロセミド	ベクロニウム	ヘパリン	マンニトール	ミダゾラム	ミルリノン	ロクロニウム
○	○		△	○		△		△	○	○		○	○	○	○	
○	○	○		○	○			△		○	○					
×				○		△				○		○	○	×	○	
○	×					△	○			○	×	○				
×	×		×			△		△		○			○			
○	○	○	△	○	○	△	○	△		○	○	○	○	○	○	
○	○	○	○		○					○		○	○	○		
○	○	×		○			○			×		○				
	○		△	○	×	△	○	△		○		○	○	○	○	
○			△			△		△		×	○	△	○	○	○	
×	×		×	○		△	○	△		○		○	○	×	○	
△	△	△		△	△	△	△	△		△	△	△	△	△	△	△
				○		△	○	○				○				
	○	○	△		×	△	○	△		×	○	○	○	○	○	×
○		○	△		×	△	×	△		×	○	○	○	○	○	○
○	○		△		○	△		△		○	○	○	○	○	○	○
△	△	△		△			×	△			△	△	△	△	△	○
			△			△	×	△			○	△	○	○	○	×
×	×	○				×		△	×	×	○	△		○	○	
△	△	△		△	×		△	△			△	△	△	△	○	×
○	×		×	×		△						○	○			
△	△	△	△	△	△	△				△	△	△	○	△	△	△
△	△				×					○		○		○		
×	×	○			×			△			×	○	○	×	×	×
○	○	○	△	○	○	△		△		×		○	○	○	○	
○	○	○	△	△	△	△	○	△	○	○	○		○	○	○	
○	○	○	△	○		△	○	○		○	○	○		○	○	○
○	○	○	△	○	○	△		△		×	○	○	○		○	○
○	○	○	△	○	○	○		△		×	○	○	○	○		○
×	○	○	○	×		×		△		×			○	○	○	

ただし，○としてある場合であってもインタビューフォームに掲載された規定の濃度での実験であり，それ以外の濃度での配合で問題が生じないということを保証するものではない．

索 引

数，欧文

ア

イ

ウ

エ

オ

カ

キ

ク

ケ

コ

サ

シ

ワ

■編著者略歴

北東　功（ほくとう いさむ）

1995年　慶應義塾大学医学部卒業
　　　　慶應義塾大学医学部小児科学教室助手
1999年　慶應義塾大学医学部小児科学教室新生児部門助手
2001年　米国シンシナティ小児病院留学（新生児の呼吸器に関する研究に従事）
2004年　慶應義塾大学医学部小児科学教室新生児分野助手
2013年　鉄医会ナビタスクリニック小児科
2014年　聖マリアンナ医科大学医学部小児科学教室准教授
　　　　聖マリアンナ医科大学病院総合周産期母子医療センター副センター長
2018年　聖マリアンナ医科大学病院総合周産期母子医療センターセンター長
2019年　聖マリアンナ医科大学医学部小児科学教室新生児部門病院教授

三輪雅之（みわ まさゆき）

2002年　慶應義塾大学医学部卒業
　　　　慶應義塾大学医学部小児科学教室助手
2006年　慶應義塾大学医学部小児科学教室新生児部門助教
2013年　国立病院機構埼玉病院小児科
2016年　さいたま市立病院新生児内科医長

改訂５版
新生児室・NICUで使う薬剤ノート

2000年12月25日発行　第１版第１刷
2006年６月10日発行　第２版第１刷
2011年４月５日発行　第３版第１刷
2014年12月１日発行　第４版第１刷
2020年７月１日発行　第５版第１刷©
2023年６月10日発行　第５版第２刷

編著者　北東 功，三輪 雅之
発行者　長谷川 翔
発行所　株式会社メディカ出版
〒532-8588
大阪市淀川区宮原３－４－30
ニッセイ新大阪ビル16F
https://www.medica.co.jp/
編集担当　石上純子
装　　幀　森本良成
印刷・製本　株式会社 NPC コーポレーション

ISBN978-4-8404-7246-3　　Printed and bound in Japan

当社出版物に関する各種お問い合わせ先（受付時間：平日9：00～17：00）
●編集内容については、編集局 06-6398-5048
●ご注文・不良品（乱丁・落丁）については、お客様センター 0120-276-115